# Flow Chart for Prescription of Kampo Medicine for Pharmacy

Masanori Niimi, MD, DPhil, FACS,
Kyoko Nakayama, Pharmacist

© First edition, 2020 published by
SHINKOH IGAKU SHUPPAN CO. LTD., TOKYO.
Printed & bound in Japan

# 推薦の言葉

新見正則先生のフローチャートシリーズは，これまで医師向けの内容でした．今回，ドラッグストアをはじめとする一般の薬局で販売されている漢方薬を対象にしたフローチャートが出来上がりました．OTC で販売されている葛根湯はなんと 100 種類にも及ぶそうです．こんな数の商品を扱う薬剤師の先生方は，漢方薬の勉強に尻込みしたくなって当然かもしれません．今回，本書をご執筆いただいた中山今日子先生は，多くの薬剤師の先生の指導をしておられます．たくさんの薬剤師さんをみているからこその感覚でどのように患者さんに説明したらよいかを教えてくれています．そして，中山先生のコラムの随所には患者さんとどのように接したらよいかそのノウハウも記載されていますので，ご自身のファンの患者さんの開拓にお役立ていただきたいと思います．

本書を読んで漢方薬に興味を持って下さったら，モダン・カンポウシリーズの本を読まれることをお薦めします．本シリーズは医師向けとなっていますが，新見先生の天才的なわかりやすさでまとめられていますので，十分理解できるものと思います．また，漢方薬に興味を持たれたら，ぜひ気になる漢方薬を飲んでその素晴らしさを実感して下さい．ご自身で飲んでよかったら，ご家族にも勧めてください．どんどん漢方薬を身近に感じることが，漢方薬の上達の近道です．皆さまのご健康にどうぞお役立てください．

2020 年 8 月　日本東洋医学会元会長名誉会員

松田邦夫

# はじめに

今回，本シリーズになんと，薬剤師と登録販売者の方々専用の本が登場しました．いつも僕のサイト，「漢方 .jp」や「You Tube 漢方 .jp」の運営で陰に日向にお世話になっている中山今日子先生に執筆をお願いしました．僕のすべてのコンテンツをくまなくチェックして頂いている薬剤師です．今回，中山先生には薬局でのフローチャート漢方薬の使用のヒントをまとめていただきました．薬剤師や登録販売者の方々のお役に立つように，敢えて僕は口を挟まず，中山先生の視点でフローチャートは進みます．多くの薬剤師の指導に携わっている中山先生だからできる領域です．是非，貴重なノウハウを盗み取ってください．

中山先生とは数年前の東洋医学会で偶然お会いしました．東洋医学会の演題が面白くなく，外でコンピューターを使って仕事をしているときに，声をかけて頂いたのです．そして名刺交換をして，その後，縁あって中山先生の企画した講演会に僕が演者として呼ばれ再会しました．今では，僕が主宰している「漢方 .jp」のサイト運営のボランティアもして頂いています．

人とのご縁は貴重です．有形・無形の財産があると思っています．有形財産は税務署が課税する資産です．一方で無形財産とは税務署が課税できない財産です．個人の能力，健康，人脈，信頼などが本当の意味でも無形財産と思っています．そんな人脈のひとつが中山先生とのつながりです．

僕の師匠，松田邦夫先生とのご縁も偶然でした．オックスフォード大学博士課程からの帰国後，セカンドオピニオン外来を始めて，西洋医学だけでは治らない患者さんを多数拝見しました．そして保険適用で，かつ西洋医学ではない唯一の選択肢である漢方に興味を持ちました．サイエンティフィックな僕の思考回路ではまったく理解できない漢方講義の連続で辟易としていた時，松田邦夫先生の講義を拝聴する機会に恵まれました．そしてそれまでの漢方に対する疑問が腑に落ち，そして漢方の真のすばらしさに気がつきました．その松田邦夫先生とのご縁も十数年になります．松田邦夫先生から教えて頂いたことをわかりやすく後世に残すために，精一杯漢方の本を出版しました．新興医学出版社からは30冊を超える本を世に出すことができました．これも松田邦夫先生と新興医学出版社の林峰子社長のお陰です．僕にとってはお二人とのご縁は無形の財産なのです．

薬剤師や登録販売者の方々のお役に立つように僕のビジネス的視点からのコラムをおまけにつけてあります．興味がある方はそんなコラムもお読み下さい．多くの方々のお役に立てば幸いです．

いろいろなご縁に感謝する毎日です．そんな感謝の産物の書籍です．是非お楽しみ下さい．

2020 年 8 月

新見正則

# 本書の使い方

・本書は，漢方専門ではない一般の薬局やドラッグストアに勤務する漢方ビギナーの薬剤師を対象にしています．
・最初に，漢方の基本，モダン・カンポウの基本，薬剤師にこそ漢方薬！　のページをお読みください．漢方がじつは簡単で，西洋薬のように学べることがわかります．
・本書では，OTC で広く扱われている漢方薬と，OTC では少し入手が困難だけれど，最低限の知っておくべき基本の漢方薬を選んで記載しています．一般の薬局で漢方の相談を受けるのに困らないよう，ラインナップしました．
・漢方薬のうしろに記載されている番号は，医療用漢方エキス製剤の番号です．多くの製薬会社で共通です．
・吹き出しは，漢方的な処方の説明です．この言葉を使って患者さんに説明すれば，たちまち漢方の達人に見える魔法の言葉を紹介しています．
・漢方薬の処方名以外の商品名（多くはカタカナの商品名）でもたくさんの OTC 漢方薬が発売されています．漢方薬の処方名を併記していますので，添付文書をご確認ください．それぞれの製品の詳細は，漢方 .jp（https://kampo.jp）で確認できます．
・コラムは，ドラッグストアで OTC の接客をした 25 年の経験から感じたことを書いています．漢方 .jp にもたくさん記事を寄稿しています．

（中山）

# 漢方 .jp のご紹介

「漢方 .jp」はスポンサーを持たないサイトです．また「YouTube 漢方 .jp」も同様です．スポンサー企業があると，その企業の意向に背くことはできず，ついつい忖度した記事や動画しかアップできません．誰もそんな記事や動画は見たくないのです．漢方 .jp はボランティアの方々に支えられて維持できているサイトと動画です．是非，楽しんでご利用下さい．そしてこのサイトと動画を，本書と併用してご活用下さい．世の中は書籍から動画の時代に変わっていくと思っています．そうは言っても書籍がなくなる訳ではありません．書籍の良さは永遠に残るのです．一方で動画の素晴らしさ，そしていつでもアップデートできる HP の自由さは書籍にはない魅力です．書籍を利用しながら，そんな未来を見据えたシステムとしました．超法規的に保険適用とされた医療用漢方薬が追加されることはないでしょう．一方で OTC の商材は日進月歩です．そんな OTC の変化に追いつくために，日進月歩の領域は漢方 .jp で補うことにしました．QR コードから参照してください．

葛根湯だけでも 100 種類！
OTC の最新情報を CHECK

# 目　次

## 漢方薬の基本　新見正則



## モダン・カンポウの基本　新見正則



## 薬剤師にこそ漢方薬！　新見正則

## 薬局のフローチャート！　中山今日子

●風邪



●消化器

●耳鼻・咽喉



●皮膚



●高齢者



●子ども

●その他



※本書で記載されているエキス製剤の番号は，株式会社ツムラの製品番号に準じています．番号や用法・用量は，販売会社により異なる場合がございますので，必ずご確認ください．

## コラム　新見正則



## コラム　中山今日子

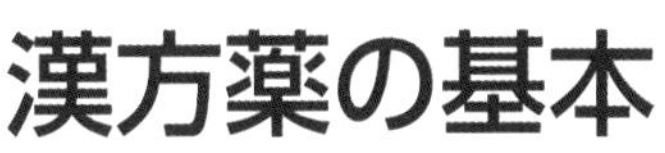


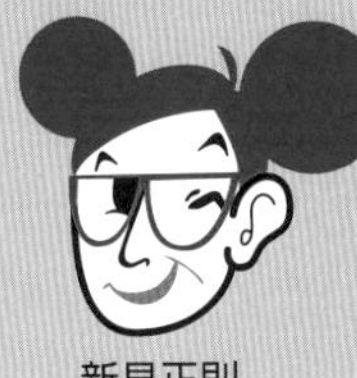

新見正則

# 漢方薬は生薬の足し算の叡智

漢方薬は生薬の足し算です．ザックリ説明すると，生薬が2つ以上配合されているものが漢方薬です．例外的に甘草湯，独参湯（人参），将軍湯（大黄）などは生薬1つですが漢方名を与えられています．漢方薬は生薬を加えることにより，薬効を増し，副作用を軽減し，そして新しい作用を創り上げました．そんな足し算の歴史で築き上げられた叡智が漢方薬です．

西洋薬は基本的に単剤です．引き算の叡智です．僕は西洋薬学元年を1804年と説明しています．この年に阿片の主成分を分離精製することに成功し，そしてモルヒネと名付けました．漢方は数百年前にはできあがっています．ですから引き算の知恵の前の工夫なのです．

そんな経験的な知恵に基づいて漢方薬は長く日本で使用されてきました．生薬は産地と生産年が異なれば同一ではありません．そして長い歴史の中で，どれが正品でどれが偽品かは実は不明です．今ある病気に今ある漢方薬が役立つことが大切です．そして漢方薬は西洋薬とは異なり臨床試験を経ずに保険収載されています．

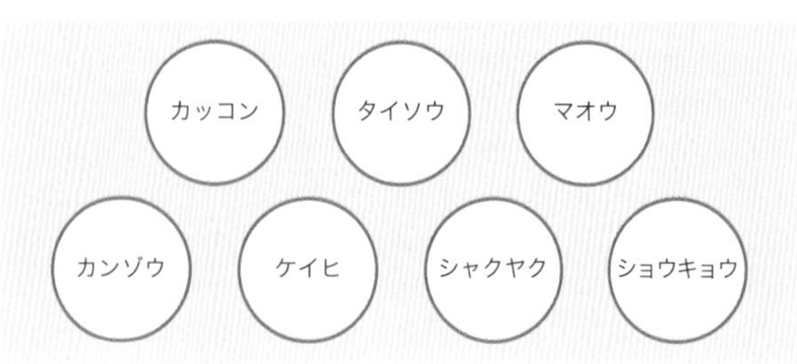


葛根湯❶は７つの生薬の足し算



88002-598 JCOPY

# 漢方薬はいろいろな症状に有効

漢方薬は生薬の足し算です．生薬にはいろいろな効能・効果があります．漢方薬は生薬を足すことで効果を増し，副作用を減らし，そして新しい作用を作っています．ですから，複数の訴えに有効なのです．そして患者さんが訴える主症状に処方するものがないときは，明らかに困っている副症状をターゲットにすると主症状が治ることもあります．ついでに疲れていたら補中益気湯㊶，ついでに食欲がなければ六君子湯㊸，なんとなく長引いていたら柴胡剤といった選択です．

そして医療用漢方製剤でも一般用漢方製剤でも，限られた病名の記載があるだけです．つまり記載されている効能・効果に近い訴えには効く可能性が高いのです．ですから，ざっくりと○○のような訴え，△△もどきの症状と捉えましょう．

そして，同じ製造ラインで作る漢方薬ですが，医療用と一般用で効能・効果が異なることがあります．桂枝茯苓丸㉕は医療用では痔に有効と記載がありますが，一般用漢方製剤には痔は含まれません．そんなことも将来は知って，漢方薬を勧めることができるようになると達人ですね．

- ☑ 副症状に対応しても処方して主症状が治ることがある
- ☑ 似たような症状や病態は共通項として捉える
- ☑ 医療用漢方製剤と一般用漢方製剤で効能・効果が異なる

覚えておこう！

## 生薬数が少ないものは頓服，生薬数が多くなると体質改善のイメージ

漢方薬は生薬の足し算です．生薬数がもっとも少ないものは甘草湯で，なんと例外的に生薬1つです．生薬数が最も多いものは和漢（日本の漢方）では芎帰調血飲第一加減で21種類です．ザックリ言うと，生薬数が少ないものは短時間で効果が出て，しかし調子に乗って使用し続けると効かなくなる，つまり耐性ができやすいのです．一方で生薬数が多い漢方薬は，体質改善のイメージでゆっくりとボツボツ効いて，そして耐性はできにくくなります．

そして，複数の漢方薬を同時に内服すると効果は減弱するイメージになります．OTCでは複数の漢方薬を同時に勧めることは基本的にできませんから，同時投与に気を配ることは無用にも思えます．ところが，医療用漢方製剤をすでに処方されている患者さんが，一般用医薬品の漢方製剤を求めに来ることもあります．そんな時には，こんな視点を持っておくと役に立ちます．

生薬から漢方薬を考えるととても勉強になります．興味がある方は，『3秒でわかる漢方ルール』（新興医学出版社 刊）を是非読んで下さい．

| 漢方薬のイメージ | |
|---|---|
| 構成生薬が少ない | 効きは早いが，耐性ができやすい（頓服使用） |
| 構成生薬が多い | 体質改善のイメージ（気長に飲む） |

# 食前内服は建前，適当に飲んで OK

医療用漢方製剤の添付文書には，「食前又は食間に内服」という指示があります．生薬には食品そのもの，または食品と極めて類似しているものが含まれています．たとえば生姜はショウガ，陳皮は温州ミカンの皮，山薬はヤマイモ，山椒はサンショなどです．つまり，食事と一緒に漢方を飲むと生薬の足し算が狂うのです．ですから空腹となる食前や食間という指示があります．ところが，現代中医学（中国の漢方）の教科書には食後の内服を指示するものもあります．そして一般用漢方製剤製造販売承認基準には，なんと内服時間の指示は記載されていません．基本は空腹時ですが，実は食後に飲んでもあまり大差はありません．むしろ，漢方を飲んでムカムカする時などは食後の内服を敢えて指示することもあります．ですから，建前上は食前または空腹時，そして実際に運用は「適当」で OK です．

また，便秘に漢方薬を使用する時は就寝前の内服で快便が得られることが多いのです．不眠に対して漢方薬で対応する時も就寝前が喜ばれます．そして，いろいろな訴えに頓服で使用する時，風邪の初期に内服する時などは，ともかく食事とは無関係に急いで内服します．食べ合わせは問題ありません．

# 漢方には和漢と中医学がある

昔は漢方という言葉はありませんでした．昔はすべての文化を中国から輸入し，そして，わが国固有のものにアレンジするスタイルが日本の得意な作戦です．医療も同様でした．そこにオランダから新しい西洋医学が長崎の出島経由で入ってきました．そこでオランダから入ってきた医学を蘭方と称し，昔ながらの中国由来の医学を漢方と称したのです．

さて，今日漢方製剤として承認されるには御役所の OK が必要です．医療用医薬品にある148品目は問題ないでしょう．一般用医薬品で漢方製剤として承認されるには，一般用漢方製剤製造販売承認基準に準拠している必要があります．この一般用漢方製剤製造販売承認基準は2012年に改訂され294処方が載っており，和漢で扱う漢方薬を網羅しています．日本の漢方なのですから当然の帰結です．ところが現在も進歩を続けている現代中医学にも良い薬剤はたくさんあります．そんな薬剤は一般用漢方製剤製造販売承認基準に収載されていないので，「生薬製剤」として扱われることになります．中医学では超有名なかぜ薬である銀翹散(ぎんぎょうさん)も日本国内では生薬製剤として扱われています．

| 国内での扱いに注意 | |
|---|---|
| 和漢 | 中医学 |
| 日本 | 中国 |
| 漢方製剤 | 生薬製剤 |

## 和漢の理論はバラバラ，現代中医学の理論は１つ

和漢にはいろいろな流派があります．つまり百花繚乱で群雄割拠です．西洋医学のようにそこにサイエンスがあれば多数の流派が存在しても，自ずと１つに収斂していきます．ところが漢方理論は仮想病理概念です．そこにサイエンスはありません．つまりいくら時間を経ても理論が１つに収束しないのです．一方，本家の中国にも漢方の多数の流派があります．中医学も多種多様です．ところが中国で漢方を扱う医師（中医師）になるには西洋医学とは別の中医学専門の大学で５年間勉強します．そして国家試験があります．つまり，少なくとも内容に齟齬のない教科書を作らないと正解が１つになりません．現代中医学の世界にも多数の流派がありますが，中国政府の命令で１つの教科書が創り上げられています．まずはそれを勉強すればよいのです．１つにまとめられているために整合性は担保されているのです．一方で和漢にはそんな統一された教科書はありません．つまり各流派で整合性が合わないことが多々起こります．もしも漢方の勉強を進めるのであれば，そんな点をまず理解しておくことが肝要です．

## コラム　安く仕入れて高く売る

ビジネス（商売）の基本は，商材を安く仕入れて，高く売ることです．

ドラッグストアではいろいろな商材に値引きが行われていますが，それでも利益をもたらすには，仕入れ価格を相当低くしないと採算割れします．ドラッグストアの仕入れ価格は定価の 1～3 割といわれています．もちろん商材ごとに異なります．

商材ごとに異なりますから，利益率には差がでます．つまり，利益率が大きな商材は儲けが大きく，利益率が小さな商材は儲けが少なくなります．売れば売るほど損をする商材は逆ざやの商品といわれます．

しかし，お店全体として全体で儲けになればいいので，あえて逆ざやで商品を販売して集客し，そしてついでに利益率の高い商材も購入してもらうという戦略を行うこともあります．

経営に直接関与しない方でも，日々顧客に売っている商材の利益率をざっくりと知っておくといいでしょう．もちろん経営者はそれぞれの商材の利益率をしっかりと把握しておくべきです．

家電量販店では高価格の商品での利益率は薄くなっています．今では，誰でもインターネットで最安値の店舗を探せる世の中になりました．ですから高額商品で儲けず，そこは低価格におさえて勝負して集客作戦に利用し，ついでに購入する低額で利益率の高い商品で収益を保っているのです．また，保証年数の延長などで利益を出しているのです．　（新見）

## コラム 情報を売る時代

商材を安く仕入れて，高く売るという商売の仕組みは理解できましたね．今や GAFAMN の時代といわれます．Google，Apple，Facebook，Amazon，Microsoft，Netflix です．このなかで Google や Facebook は何を安く仕入れて，高く売っているかわかりますか？　情報を安く大量に集めて，広告を出す人に情報として高く売っているのですよ．Google の検索も Gmail も無料ですね．Facebook も無料のコンテンツです．なぜ無料で使用できるかというと，サービスで利用者を集めて，膨大なデータを蓄積して収益につなげる仕組みです．僕たちが無料と思って使っているほぼすべてのサービスは顧客へ提供される情報となります．他の IT 企業も Google や Facebook ほどわかりやすくはないですが，情報を売っていますよ．どこからお金をもらうか？　これをマネタイズといいます．つまり無料や安価に使えるコンテンツを用意して，存分に使ってもらって，そこから集まる情報を商材にしてビジネスを行っているのです．

薬局やドラッグストアで顧客が購入する情報も実は高額で売ることができます．薬局で扱う処方せんの情報とか，ドラッグストアでどの顧客層がどんな商品を買うとか，いろいろな情報が実はお金になる可能性があります．

情報がお金になる時代であることを，しっかりと理解して，自分の情報を提供してくださいね．　（新見）

## コラム 売掛の意味

売掛とは代金の決済を将来の期日に行うことです．薬局や医療機関が保険診療で賄われる予定の未収金が将来戻ってくる（償還される）時期は約２ヵ月後です．つまり保険診療では売掛で商売を行っています．ですから，開業当時は２ヵ月分の運転資金を用意しないと，運転資金が不足することになります．

Amazon はジェフ・ベゾスが世界のマーケット市場を制覇することを目論んで，まず本のネット販売を始めました．まずあまり売れないニッチな領域の本をターゲットにしました．ベストセラーは書店に行けば買うことができます．ところが面白い本だが読者が少ない本は，図書館にでも行かないと読むことができない時代が，30 年前です．そして本から出発した Amazon は今やいろいろな商材をネット販売しています．Amazon が本気になれば，どんな小売店も潰れると僕は思っています．ニッチな領域で，上手に商売をすることが，超巨人 Amazon が存在する世界では，小売りが生き残るひとつのオプションと思っています．

Amazon は自分で商材の用意もしていますが，マーケットプレイスという出品者と購入者をマッチングさせるプラットフォームも用意しています．購入者は Amazon に代金を払います．そして Amazon は手数料を引いて，出品者に代金を支払います．これは売掛金とは逆で，まず先にお金が手に入ります．つまり，出品者への支払いを上手に遅らせると，その代金が貯まります．そうすると Amazon ほどの規模があれば，相当のお金の運用が可能になるのです．（新見）

## コラム　固定費と変動費，そして限界費用

コロナショックでの飲食店の打撃は相当なものです．食材を購入して，それを料理して，提供します．それが飲食店ビジネスです．一人もお客さんが来なくても，開店していればお金は出て行きます．そんな費用を固定費といいます．店舗を維持するための費用といったイメージです．家賃，従業員の費用，そして光熱費などがそれにあたります．それに対して，顧客が来店して，食事を提供するたびに必要な費用を変動費といいます．そして，ある商材を追加で作るときに必要な費用を限界費用といいます．限界費用が少なければ，少ないほど，お客さんが増えれば，どんどんと儲かります．限界費用が比較的高額であれば，お客さんが増えても，収益の増加率は低いのです．

ドラッグストアや薬局でも飲食店と同じく，固定費は家賃と人件費が主でしょう．一方でネットビジネスでは限界費用はゼロに近づきます．また，お店が開いている時間はもったいないですね．そこに顧客が来ても，限界費用はゼロです．顧客数を平坦化すると，少ない従業員で対応可能です．顧客の最大数のタイミングに従業員数を合わせると，人余りとなります．

固定費は顧客がゼロでも出ていきます．ですからコロナショックで顧客が激減すると，固定費を削減することが必要になります．家賃の減額交渉や，いっそ引越し，そして従業員の数を減らすことです．収入はまず固定費に充当され，その後は変動費を引いたものが実益になるのです．その分岐点を下回れば，収益を得られません．

（新見）

## コラム　ライフタイムバリューとブランド

ライフタイムバリューとは，一人のお客さんがどれだけのお金を生涯，店舗に落としてくれるかということです．つまり常連客を作ることがライフタイムバリューを増加させます．

ある日，ある時，ある顧客に，利益率が高い商品を販売できたとしましょう．ところが，その商品がよいものでなければ，顧客は二度と，そのお店を訪れないでしょう．その顧客のライフタイムバリューはそのたった1回購入した商品のみになります．

一方で，利益率とは無関係に，顧客が喜ぶ商品を提供すれば，その顧客はまた来店します．そして生涯，お金を落としてくれるのです．1回の高額商品よりも，生涯にわたって商品を購入してもらった方が，収益が増えます．当たり前のことですね．そして，この店舗はよい商品を提供してくれるという信頼感が得られれば，その後は少々高額の商品を勧めても，顧客は買ってくれます．そんなライフタイムバリューを考えて商売を行うことは，アルバイトの店員さんでは難しいかと思います．家族経営の店舗が生き残る方法はここです．

一方で，チェーン店にはブランドがあります．ブランドとは安心感です．スマートフォン市場ではアップルがブランド商法を展開しています．iPhone はアンドロイドと比べると遙かに高額な利益率で販売されていますが，それを多くの顧客は喜んで購入しています．まったく同じ規模で同じ雰囲気の薬局が並んでいる時，どちらに入るかはその薬局チェーンのブランドにかかっています．

（新見）

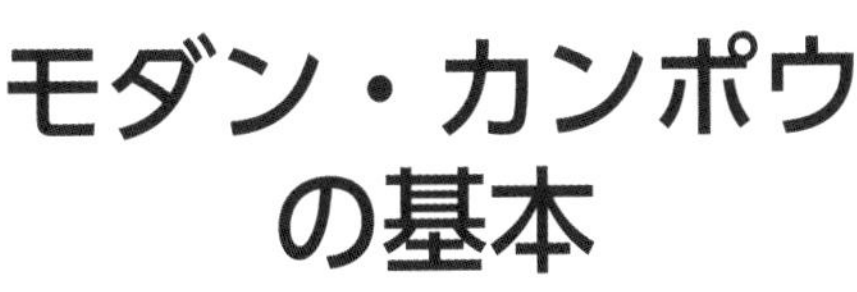


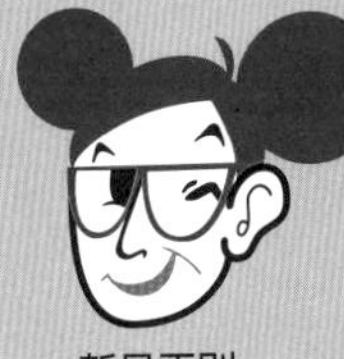

新見正則

# フローチャート的思考でOK

僕は漢方を20年近く本気で勉強しています．和漢の重鎮である松田邦夫先生の外来を毎週見学することも十数年になりました．和漢はおなかと脈と舌を見ます．つまり漢方的診察を行うのです．そして古典を読んで，漢方理論を介して処方を選択します．そんな昔ながらのやり方を踏襲することは伝統の維持には必要です．しかし，サイエンティストの一面ももつ僕には，大して差がないのであれば簡単な方が西洋医学に資する．もしかすると漢方的診察も古典の読破も，漢方理論も不要ではないかという仮説が頭に浮かびました．それを証明すべく，フローチャート的思考を編みだし，モダン・カンポウと称して啓蒙普及してきました．すでに10年以上が経ちます．そんなやり方で十分に患者さんは満足することがわかりました．

そもそも漢方的診察が必要という仮説を証明するエビデンスはありません．モダン・カンポウ的処方選択 vs 漢方的診察を加味した処方選択に差があるというエビデンスが登場するまでは，その２つに大差はないと思って処方することが理にかなっています．

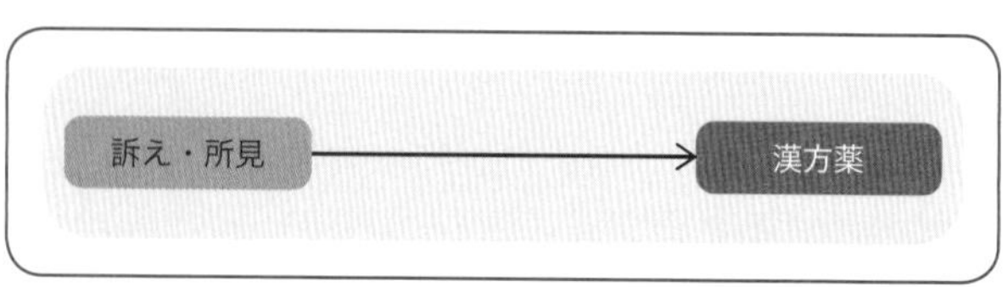


モダン・カンポウ

# 漢方理論のパラダイムシフト

トラディショナル・カンポウでは漢方的診察から導かれる漢方理論を介して，そして漢方薬を選択します．モダン・カンポウ的処方選択に漢方理論は不要です．そんな考え方の大転換をパラダイムシフトといいます．伝統的漢方からモダン・カンポウへの移行は漢方医の立場からはパラダイムシフトです．ところが，薬剤師の先生は診察ができません．その薬剤師の先生が明治，大正，昭和の漢方不遇の時代を支えたのです．そんな歴史を知っていれば漢方診療が必須とは大声では言えないでしょう．しかし，漢方診療をしないと副作用の頻度が増加すると警鐘を鳴らす漢方医もいます．本当にそんなことを思っているのであれば，漢方診療が法的にできないOTCから漢方薬の排斥運動をすべきです．そんな話は聞いたことがないですね．ですが，漢方理論はぜひ勉強して下さい．この本にも敢えて書き加えました．なぜなら処方選択の理由を患者さんが尋ねることがあります．「経験的にとても効くのですよ」で納得してくれないときは，漢方的な文言を加えると納得してもらえます．そのために漢方用語を覚えましょう．処方選択には不要です．後付の理由として漢方ワードをちょっと覚えておくと便利ですよ．

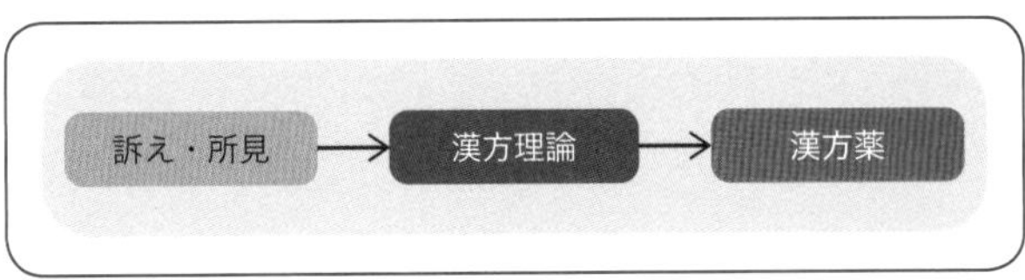


トラディショナル・カンポウ

# 体格のシバリは適当でOK

OTC漢方の基盤をなしているのが一般用漢方製剤販売承認基準で，ネットでPDFが閲覧できます．「効能・効果」の欄に体力に関する文言があるのです．シバリとも呼ばれます．「体力が充実」「比較的体力がある」「体力中等度」「虚弱体質」「体力に関わらず」といった記載です．これらのシバリはすべて無視して問題ありません．まず，この体力に関して現代科学的根拠はありません．そして和漢の処方量では体格を間違えて処方してもまったく大事に到りません．敢えて言えば，体力を捉え違えると，効かないことがあると考えられています．しかし，それを証明したエビデンスがある英文論文もありません．他人を説得するために必須なものは英文論文です．漢方好きだけが集まる仲良しグループの論文ではまったく説得力をもちません．西洋医を説得できなければ現代医療で使用されるチャンスは激減します．「体力が充実」は「実証」，そして「がっちりタイプ」と言い換えればOKです．「体力虚弱」は「虚証」，そして「華奢タイプ」でOKです．ザックリ言うと麻黄(まおう)が飲めると実証，飲めないと虚証です．例外は麻黄附子細辛湯(まおうぶしさいしんとう)127で，これは附子(ぶし)を含むので虚証の人も内服可能です．実証と虚証はヒント，昔の知恵と考えておきましょう．

| 実証と虚証をザックリつかもう | |
|---|---|
| 実証 | 虚証 |
| がっちり | 華奢 |
| 麻黄を飲める | 麻黄でドキドキする |

# 効かない時は次を試そう

漢方薬は西洋医学とは異なり臨床試験を経ずに医療用医薬品に名を連ねています．それを理由に漢方を保険適用から外そうという流れになることは当然の帰結です．それを翻すだけの漢方ファンの医師と薬剤師，そして患者さんを増やす必要があるのです．漢方薬が臨床試験で差が出ない理由の１つが，レスポンダーとノンレスポンダーがあることと思っています．漢方的には「証」と呼びます．「証が合っている」とはレスポンダーと同義語です．「証が合っていない」はノンレスポンダーという意味です．そのレスポンダーとノンレスポンダーを漢方理論でなんとか説明しようと遙か昔から努力してきました．そして仮想病理概念の積み重ねでなんとか整合性を保てるようにも思えました．ところが，西洋医学的解析の前には討ち死にです．偽薬と実薬を用いて，そして1,000例近い規模で行われた臨床試験は和漢にはありません．そうであれば，「効かない時は，次を試す」そんなイメージで使用することが適切です．そして各個人が自分の症状に合った漢方薬を知ることが大切なのです．

# 漢方薬の副作用

漢方薬は天然物だから副作用が皆無と思っている患者さんが実は相当数います．僕は「麻薬だって天然物が多いでしょ」と説明したり，「薬効があるということは，副作用も当然にあるでしょ」と言い添えたりします．中医学の使用量は通常，和漢の数倍から10倍です．これだけの大量を使用すると生薬同士の併用禁忌（現代中医学では一八反と記載されています）があります．妊娠中の絶対禁忌もあります．ところが和漢では飲み合わせて悪い生薬の組み合わせはありません．また和漢で流産早産した報告も現在までありません．ほぼほぼ安全なのです．しかし，西洋薬でも起こる間質性肺炎，肝機能障害，過敏症は当然に漢方でも起こりえます．また甘草の長期過量投与による偽アルドステロン症，麻黄や附子の副作用は覚えておきましょう．山梔子による腸間膜静脈硬化症は極めて稀です．5年以上の長期投与で念のため考慮します．

患者さんに「何かあれば中止」と言い添えておけば安心です．

| 覚えておきたい副作用 | |
|---|---|
| どんな漢方薬にも | 間質性肺炎，肝機能障害，過敏症 |
| 甘草含有 | 偽アルドステロン症 |
| 麻黄含有 | 交感神経系刺激作用 |
| 附子含有 | ムカムカ，ドキドキ，舌のしびれ，のぼせ |
| 山梔子含有 | 腸間膜静脈硬化症 |

# 麻黄剤

麻黄からエフェドリンが長井長義博士により単離されました．麻黄を含む漢方薬（麻黄剤）を漫然と長期投与すると血圧が上昇することがあります．注意して使用しましょう．麻黄剤を長期投与する時は血圧計を購入してもらって，そして血圧が上がるようなら医療機関への受診をすすめます．

「麻」の字が含まれる漢方薬，麻黄湯㉗，麻杏甘石湯㊺，麻杏薏甘湯78，麻黄附子細辛湯127，に麻黄が含まれていることは簡単に理解できます．問題は「麻」の字が含まれないが麻黄を含む漢方薬です．葛根湯❶，葛根湯加川芎辛夷❷，小青竜湯⑲，越婢加朮湯㉘，薏苡仁湯52，防風通聖散62，五積散63，神秘湯85，五虎湯95などです．ちなみに升麻葛根湯101の「麻」は升麻，麻子仁丸126の「麻」は麻子仁のことで麻黄とは無関係です．

# 甘草含有漢方薬に注意

甘草はグリチルリチンを含みます．長期投与すると偽アルドステロン症を発症することがあります．血圧が上昇し，血清カリウムが下がり，そして下肢がむくみます．甘草が1日量で2.5 gを超えると薬剤師の先生から，甘草の量を把握したうえで処方しているかの確認の電話をもらうことがあります．

しかし，他院で芍薬甘草湯(68)を1日3回数年間処方されてもまったく問題ない患者さんが何人もいました．芍薬甘草湯(68)は構成生薬が2種類で漫然と投与すると耐性を生じ，また偽アルドステロン症の危険もあります．漢方を理解して処方していれば起こらないことですが，現実的に残念ながら起こっていることです．

一方で甘草はツムラの保険適用漢方エキス剤の128処方中，94処方に含まれています．すると漢方薬の併用で甘草は重複投与となり，甘草の量が2.5 gを超えることは多々あります．注意すればまったく問題ないことですが，漫然とした長期投与は要注意です．

| 甘草 2.5 g 以上含む漢方薬 | |
|---|---|
| 6 g | 芍薬甘草湯(68) |
| 5 g | 甘麦大棗湯(72) |
| 3 g | 小青竜湯(19)，人参湯(32)，五淋散(56)，炙甘草湯(64)，芎帰膠艾湯(77)，桂枝人参湯(82)，黄連湯(120)，排膿散及湯(122)，桔梗湯(138) |
| 2.5 g | 半夏瀉心湯(14) |

利尿剤を内服しているとカリウムが4以下となり不整脈を気遣う医師では，甘草含有漢方薬の投与を躊躇することがあります．そんな時は甘草を含まない漢方薬を知っていることが大切です．甘草を含まない漢方薬でも結構対応可能です．

煎じ薬では去甘草（甘草を除く）とすればよいのですが，構成生薬が固定されている漢方エキス剤では特定の生薬を抜くことはできません．甘草を投与したくないけれど漢方薬を与えたい時は甘草を含まない漢方薬のなかから漢方薬を選ぶことになります．これらの甘草を含まない漢方薬でもいろい

**エキス剤を複数処方する時は甘草の量に注意**

| 処方①（甘草 g） | 処方②（甘草 g） | ①＋②の甘草量（g） |
|---|---|---|
| 芍薬甘草湯68(6) | 柴胡桂枝湯10(2) | 8 |
| 芍薬甘草湯68(6) | 疎経活血湯53(1) | 7 |
| 小青竜湯19(3) | 小柴胡湯9(2) | 5 |
| 苓甘姜味辛夏仁湯119(2) | 小青竜湯19(3) | 5 |
| 麦門冬湯29(2) | 小柴胡湯9(2) | 4 |
| 白虎加人参湯34(2) | 小柴胡湯9(2) | 4 |
| 麻杏甘石湯55(2) | 小柴胡湯9(2) | 4 |
| 苓甘姜味辛夏仁湯119(2) | 小柴胡湯9(2) | 4 |
| 葛根湯1(2) | 桂枝加朮附湯18(2) | 4 |
| 越婢加朮湯28(2) | 防已黄耆湯20(1.5) | 3.5 |
| 疎経活血湯53(1) | 当帰四逆加呉茱萸生姜湯38(2) | 3 |

※生薬が重なる時は，エキス剤では処方①＋②の合計，煎じ薬では多いほうのみを処方します．

| 甘草を含まない漢方薬 | |
|---|---|
| 麻黄剤 | 麻黄附子細辛湯127 |
| 瀉心湯 | 黄連解毒湯15，温清飲57，三黄瀉心湯113 |
| 柴胡剤 | 大柴胡湯8，柴胡加竜骨牡蛎湯12 |
| 参耆剤 | 半夏白朮天麻湯37 |
| 腎　虚 | 八味地黄丸7，六味丸87，牛車腎気丸107 |
| 血　虚 | 七物降下湯46，四物湯71 |
| 駆瘀血剤 | 当帰芍薬散23，桂枝茯苓丸25，大黄牡丹皮湯33 |
| 水　毒 | 五苓散17，小半夏加茯苓湯21，猪苓湯40 |
| 附子剤 | 真武湯30 |
| 建中湯 | 大建中湯100 |
| 下　剤 | 麻子仁丸126，大承気湯133 |
| その他 | 半夏厚朴湯16，呉茱萸湯31，木防已湯36，茯苓飲69，辛夷清肺湯104，猪苓湯合四物湯112，茯苓飲合半夏厚朴湯116，茵蔯五苓散117，三物黄芩湯121，桂枝茯苓丸加薏苡仁125，茵蔯蒿湯135 |

ろな症状に対応可能です．

# 仲間を作って一生勉強しよう

この本は薬剤師の先生が漢方を簡単に患者さんに勧めることができるように書かれています．そして本書を参考に漢方を試すと，多くの患者さんから喜んでもらえると思います．訴えに対してファーストチョイスとなるものが網羅されています．しかし，漢方にはレスポンダーとノンレスポンダーがあります．ファーストチョイスでは効かないこともあるのです．そんな時は漢方の知識と経験がある薬剤師に相談しましょう．または皆さんが知識と経験がある薬剤師をめざしてください．僕が勉強に費やした20年間を1年間で追いつけるように勉強できるモダン・カンポウシリーズを出版しました．新興医学出版社から上梓されている拙著を是非，次々に読んでください．そこに難しい漢方理論はありません．しかし，漢方理論をわかりやすく理解できる『3秒でわかる漢方ルール』もあります．そして蕉窓雑話という古典を解説した『飛訳モダン・カンポウ』もあります．和漢は西洋医学のように進歩しません．ですから僕たちが死ぬまで勉強するには最高です．経験あるもの，知識があるものがやはり多くの患者さんを救えるのです．

☑ 和漢はクリニカルパールの積み重ね
☑ 和漢は進歩しない．１度学べば一生使える

覚えておこう！

## コラム　ブルーオーシャンとレッドオーシャン

競争の激しい既存市場を，血で血を洗う競争の激しい領域のイメージから，レッドオーシャンと称し，競争相手のいない未開拓市場を，レッドオーシャンの対極として，ブルーオーシャンと称します．

薬局やドラッグストアが周囲に存在しない地域に出店すれば，そのお店の対応が平均以下でも顧客は集まります．一方で，多数の薬局やドラッグストアがひしめく地域に出店すれば，他の店舗とは違う差別化を行わないと，ほかよりも飛び抜けて儲けることはできないのです．

現在，薬局もドラッグストアも都市部では飽和気味です．つまり，レッドオーシャン状態です．こんな状態から抜け出るには，それぞれの店舗に工夫が必要です．消費者にわかりやすいのは価格です．しかし，価格競争に陥ると，どの店舗も価格を下げていきますので，利益率が減り，消耗戦になります．こうなると規模の大きなチェーン店には適いません．そのお店にしかない商材を揃えられれば，差別化にはなるでしょう．

もっと簡単なことは，顧客対応を他の店舗よりもベターにすることです．なにが顧客の心を掴むかはみなさんが考えて下さい．同じ商材をほぼ同じ値段で売るとなると，顧客対応が差別化要因になりますよね．

立地条件は確かに有益な差別化要因ですが，実は人気がある飲食店は，路地裏にあったりします．立地はたまたま客が入る可能性を増加させますが，顧客が選択する段階では，地理的な不利益（ちょっとの不便さ）がマイナスとなる可能性は高くはありません．（新見）

## コラム　AIDMA

AIDMA（アイドマ）は，消費者が商品などを購入するまでの仮説です．

**Attention** → 存在を知り，**Interest** → 興味を持ち，**Desire** → 欲しいと思うようになり，**Memory** → 記憶して，**Action** → 購買行動に到る．

お店では良い商品を，そして利益率を高くして売りたいのです．悪い商品を高く売ると顧客が自然と離れていくので，ライフタイムバリュー的には損です．優れた商品であれば，利益率を高くして売っても，顧客は満足するので顧客は離れません．

人の消費行動のステップの 1 つの仮説が AIDMA です．顧客の注意を引く（Attention）ためには，店舗で目立つ場所，棚に商材を配置する必要があるでしょう．ベストポジションのひとつはレジの脇だと僕は思っています．そして，その商品をすぐに買うことは多くはないでしょう．まずそれに興味を持ちます（Interest），そして欲しいな（Desire）と思うのです．ですからそこに商品の説明やポップが必要です．そしてそれが記憶に残り（Memory），そしてまた訪れたときにも気になって購入行動（Action）となります．確かにそんな仮説，自分の消費行動でも当たっていると思います．

今の時代は，記憶に残ればネットで調べたり，そして購入した後はネットに感想を書き込んだりと，いろいろな行動がありますが，ベーシックな考え方は AIDMA です．みなさんの店舗でもちょっと AIDMA を意識しながら商品を並べてみて下さい．　　　　（新見）

## コラム　キャズム

キャズムとは，直訳すると「溝」ということです．ビジネスワードでの「溝」は，製品やサービスを成功させるために超える必要がある顧客の溝をいいます．

エベレット・ロジャースによって提唱されたイノベーター理論では顧客を5種類に分類します（**表**）．

工事中から気になって店舗の開店初日から並んでいる人々がイノベーター，開店後に来る層がアーリーアダプター，そして評判を聞いて早速訪れるのがアーリーマジョリティ，みんながそこに行くから行こうという人がレイトマジョリティ，そしてお店が他にはなくなったから致し方なく来た人がラガードといったイメージです．このアーリーアダプターとアーリーマジョリティにある溝がキャズムで，ここを超えると一気に流行出すという理論です．キャズムを超えるまでは忍耐で頑張りましょう．

（新見）

| | |
|---|---|
| イノベーター（革新者） | ともかく新しもの好きで，新しいお店ができたら，誰よりも先に訪れたいという好奇心旺盛者です．全体の2.5%です． |
| アーリーアダプター（初期採用層） | 流行に敏感で，自ら情報を収集し判断する層です．オピニオンリーダーとも呼ばれます．全体の13.5%です． |
| アーリーマジョリティ（前期追随層） | アーリーアダプターに比べると慎重だが，新しい商品やサービスに対して関心が高い層です．全体の34.0%です． |
| レイトマジョリティ（後期追随層） | 新製品や新技術の採用には懐疑的で，周囲の大多数が採用しているから追随する層です．全体の34.0%です． |
| ラガード（遅滞層） | もっとも保守的・伝統的な層です．全体の16.0%です． |

## コラム　Sunk cost

Sunk costとは埋没費用と訳されます．今やめると今までの努力が無駄になる．その努力がSunk costです．顧客に末永く来店してもらいたいときにも使える手法です．

飛行機会社のマイレージ会員などもこの手法です．そして会員年数が長いほど，付加価値が付くようになっています．つまり，今退会するとその付加価値を失ってしまうという「もったいない感」で永続的に会員を囲い込む作戦です．

ネットゲームでも使われます．無料で面白いゲームを堪能してもらい，どんどんとレベルアップします．そしてあるレベル以上にいくには，こんなアイテムを購入すればいいとか，会員になるとまだまだゲームを堪能できるとか設定すると，無料とはいっても今まで費やした時間がSunk costになるのです．ですから，少なからず多くの人がお金を払うことになります．

薬局やドラッグストアでSunk cost作戦を展開するひとつの方法はポイント制度になると思います．ところが，ポイント制度で後から過分な御利益を顧客に付与するというシステムは景品表示法に触れる可能性がありますが法律的にクリアすべきこともあります．

そうすると，読者の皆さんが顧客との信頼関係を築いて，いろいろと病気や症状の相談にのることができる存在になることが，顧客に取っては一番のSunk costになると思っています．（新見）

## コラム BtoB と BtoC

BtoB とは Business to Business, BtoC とは Business to Customer の略です.

薬局では薬機法を遵守してお話することも大切です. 薬機法は, 基本的には医薬品・医薬部外品・化粧品・医療機器の品質・有効性および安全性を確保することを目的とした法律です. 以前は薬事法と言われていました. この薬機法が結構面倒です. 薬局で医薬品を売るときに, 効能・効果以外のことはいえません.

実際に薬局で漢方薬の説明をするときに添付文書以外のことは御法度ですね. 漢方薬は食前または食間の投与と添付文書には記載があります. 実際は漢方薬を食後に飲んでも特段の問題はなく, 食前と同じように効くと思っています. また僕は, 患者さんが漢方を飲むと胃がもたれると訴える時などは, 敢えて食後に内服を勧めることもあります. これが何故御法度でないかというと, 医師の説明は薬機法では規制できないからです. ですから, 医師が診察室内の医療行為の一部として話をするときは, 薬機法の御法度はすべて帳消しになります.

同じく薬機法は BtoC を対象にした法律のため, BtoB には規制が及びません. ですから, 薬剤のホームページを見ると, 時々「医療関係者ですか？」と尋ねるバナーが出ることがあります. ここを押して閲覧するときは BtoC ではなく BtoB と解釈できるので, 薬機法を気にせず何を語っても良いのです. （新見）

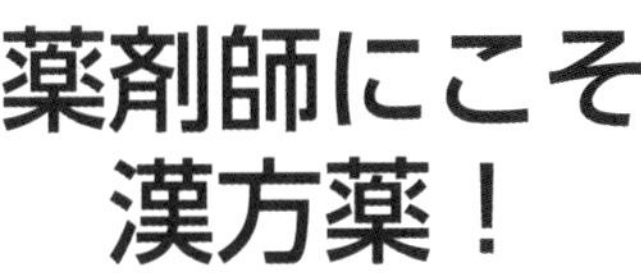

新見正則

# 患者さんのニーズに応えるために

ある統計によると全国の薬局数は約6万，薬剤師数は約30万です．そして医薬品市場は約7兆円で，その中で一般用医薬品は約7,000億円です．そして漢方薬に限ると医療用漢方製剤は約1,300億円，そして一般用漢方製剤は約350億円になります．昭和50年頃から医薬分業が進められ，現在約75%は院外薬局で医療用医薬品は処方されています．すると薬剤師の先生は好むと好まざるとにかかわらず，漢方の知識を要求されます．この本は特にOTC漢方薬（一般用医薬品）を選択するために書かれています．この本を読んで頂いて漢方が好きになっていただくことが主目的ですが，漢方が嫌いでも，勉強が嫌いでも，患者さんのニーズに応えるためには必要十分な情報が得られるように工夫されています．

漢方は初心者です
患者さんに相談される
短時間でマスターしたい！

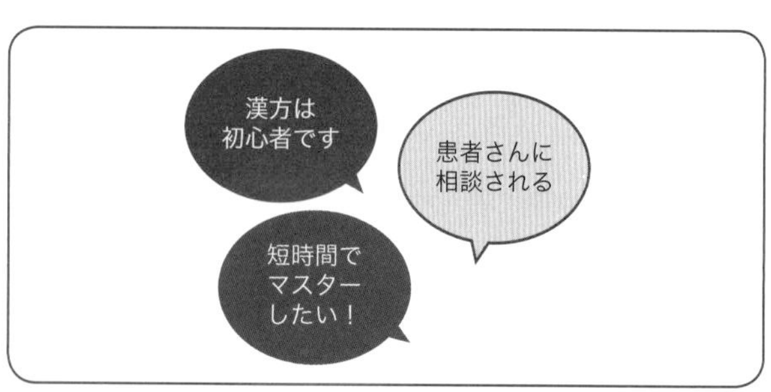

こんな人に本書をおすすめします

# 漢方薬は逆スイッチ OTC

1967年に医療用医薬品として6種類の漢方薬が薬価収載され，徐々に増加し，現在は148品目が薬価収載され，保険適用となっています．日本の薬剤の基本情報を集めている日本薬局方に名前が登場する漢方薬は35種類です．

明治の初期，漢方医を名乗るには西洋医であることが必要条件とされ，漢方は風前の灯火になりました．漢方にとって不遇な明治，大正，昭和の時代，漢方の伝統を守り抜いたのは薬剤師です．そして1976（昭和51）年，漢方が保険適用となり，医療用に格上げされたのです．

医療用医薬品が一般用医薬品として市場に出回ることをスイッチOTCと呼びます．現在スイッチOTC市場は約1,700億円です．医療費逼迫が叫ばれるなか，医療用医薬品でも安全性が担保されればどんどんスイッチOTCに切り替わっていくようになるのではないかと思っています．

一方で，漢方薬は一般用医薬品が医療用医薬品になったので逆スイッチOTCとも思えます．薬剤師が漢方を扱うのも当然ですね．

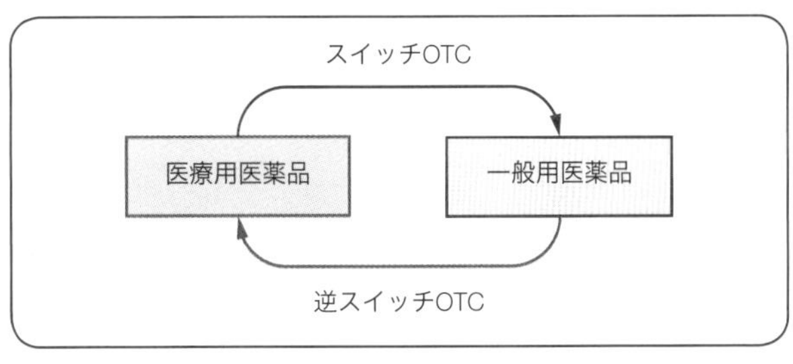


漢方は逆スイッチ OTC

# 医療機関に行く前に，行った後に

漢方薬は医療用漢方製剤も同じものです．すぐに医療機関を受診する必要もないような症状にはOTCの出番です．まずOTCで治療して，治らない時には医療機関を受診すればいいでしょう．フロントラインの役割をこれから担うのは薬局・薬剤師です．

一方で，医療機関で処方される西洋薬でも治らないことがあります．そして漢方薬が嫌いな医師も，医療機関もあります．そんな時に，OTC漢方薬で対応することも適切な対応と思っています．重大な病気がないことは医療機関で確認済みです．医療用漢方製剤よりもある意味ラインナップが多いOTC漢方薬で対応できる可能性もあるのです．

医療用漢方製剤でも一般用医薬品でもいいのです．今ある症状に，今ある薬剤で解決できれば，西洋薬でも漢方薬でもOKです．

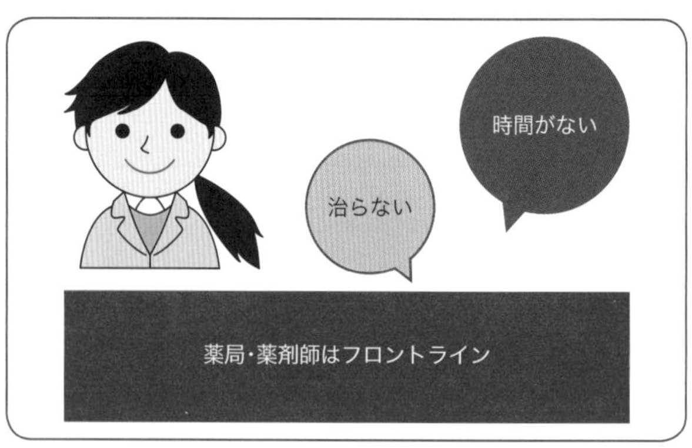


漢方で患者さんの悩みに対応

# 新型コロナウイルス肺炎の予防と漢方薬

新型コロナウイルス肺炎が蔓延しています．なんとか予防したいという思いは世界中の人が持っていることでしょう．それにはまず，いわゆる「免疫力」を上げることが大切です．

20世紀後半から遺伝子分野は超速の進歩を遂げました．相当の部分が判明しているのだと思っています．ところが，免疫学はまだまだわからないことが多すぎます．免疫力を測定する方法すら判然としません．

## 免疫力とは何なのか？

免疫とは疫病を逃れる手段です．自己と非自己を分けるシステムです．自然免疫はこの20年で進歩しました．自然免疫とは防御のフロントラインです．好中球やマクロファージなどの受容体を介して，侵入してきた病原体や異常になった自己の細胞を排除するシステムです．樹状細胞も司令塔の役割を担っています．

そんなフロントラインである自然免疫では退治できない時に，獲得免疫が働きます．B細胞とT細胞が増殖します．その細胞は以前に遭遇している非自己のタンパク質を記憶し，そして再度の侵入時に，B細胞表面の受容体やT細胞表面の受容体を介して撃退されるのです．B細胞表面の受容体は抗体と呼ばれます．

B細胞の機能を測定するために，抗体の存在を調べる方法は比較的簡単ですが，T細胞の機能を測定することは抗体の測定に比べると遙かに面倒くさいのです．

ス肺炎もまだまだ正体が見えません．漢方的には新型コロナウイルス肺炎も，新型インフルエンザも，通常のインフルエンザも，そして風邪も急性発熱性疾患として，同じものとして対応します．病原体という知恵も，ましてやウイルスという概念もない時代の経験知を試すにはよい機会と思っています．

漢方の先人達は，自分に合った漢方薬を飲んでいると急性発熱性疾患に罹患しにくいことを経験的に知っていました．そんな漢方薬を毎日の生活に取り入れることは，現代ではセルフメディケーションと呼ばれます．なるべく病気にかからない努力をする，かかっても軽く収まるように努力を積み重ねることが大切なのです．

## 漢方薬とエビデンス

漢方薬にエビデンスがあるのかと反問する人もいます．エビデンスとは西洋医学的には大規模臨床試験です．内服群と非内服群をランダム化（くじ引きなど）して比較するのです．大規模とは少なくとも 1,000 例規模です．そんな試験はあるに越したことはありませんが，副作用や有害事象が稀であればともかく試してみればいいのです．エビデンスは，副作用や有害事象が重篤で，稀ではない時には必須なのです．そんな怖い思いまでして試す価値があるかが問題になります．漢方薬はみんなが試して，そして有効だという体感の歴史で成り立っているのです．

## インフルエンザに関する補中益気湯㊶の研究

エビデンスがあれば人を説得しやすいのです．そこで僕は 2009 年，新型インフルエンザが流行したときに補中益気湯

41を内服する群179人と内服しない群179人を募って実験し，新型インフルエンザの罹患数を比べました．その結果は補中益気湯41の内服群では1人がインフルエンザに感染し，非内服群では7人が感染しました．この結果はランダム化されていないので明らかなエビデンスとまでは言えませんが，人を説得できる1つの材料にはなると思っています．

補中益気湯41は人参と黄耆を含む参耆剤で，柴胡も含んでいます．長期内服にも適した漢方薬です．数ある漢方薬の中で，新型コロナウイルス肺炎の予防にはファーストチョイスになると思っています．

## フアイアの免疫効果

そして，セカンドチョイスはフアイアという生薬です．フアイアは，肝臓がんの手術後の再発を明らかに抑えます．僕が調べた限り，明らかな抗がんエビデンスを勝ち取った世界初の生薬です．約1,000例の肝臓がん手術後の患者さんをランダム化して，フアイア内服群と非内服群に分けて，その後の無再発生存率を調べたところ，なんと96週後に約14%，内服群が秀でていました．このフアイアは世に言う「免疫力」をアップする生薬で，中国では1992年から抗がん新薬として認可されています．本邦では現在，健康食品として販売されています．

そしてこのフアイアがなんと北京市の公式の新型コロナウイルス肺炎のプロトコールに掲載されました．詳しくは「漢方.jp」の記事をご覧下さい．

## 当たり前の健康管理にプラスしよう

新型コロナウイルス肺炎の予防は各人がそれぞれ行うべき

です．よく寝る，しっかり食べる，適度の運動をする，ストレスを減らすなどの当たり前の健康管理に加えて，是非とも補中益気湯(ほちゅうえっきとう)㊶やファイアを試してください．

## 些細なことの積み重ねで御利益がある

新型コロナウイルス肺炎の予防や重症化の防止に限らず，漢方薬を健康維持のために利用して下さい．健康維持には副作用がまれで，もし副作用があっても軽く，そして経験的に御利益があると思われることを積み重ねましょう．そこにエビデンスは不要です．エビデンスは副作用や損失が多大なときに必要なのです．「それだけの副作用を我慢してまで内服する必要があるの？」「それほど大きな手術をして多大な不自由を味わうのに，御利益は本当にあるの？」といった疑問が生じるからです．ですから，副作用が多大な抗がん剤には明らかなエビデンスが必要でしょうし，大きな手術にも明らかなエビデンスが必要なのです．一方，副作用がまれなら，試しに使って自分にとってよいものを探しましょう．

バランスのよい食事，適度な運動，十分な睡眠，ストレスを減らすなど，些細な努力のひとつに漢方薬があります．自分にあう漢方を探し，そして是非，些細な努力のひとつに加えて下さい．それが健康維持の秘訣です．

## コラム　シェイクのお話．Job to be done

僕が好きなクリステンセン教授が書いたシェイクの話をします．ミルクシェイクの売上を改善するために，まずどんなミルクシェイクをどんな人が買っているかを調査しました．平日の朝によくミルクシェイクは売れていました．希望の風味などを聞いてそれに合わせて商品を出しましたが，売上はまったく改善しませんでした．そこで別の調査員が派遣されて，顧客がなんのためにシェイクを買っているかを調べました．ひたすら顧客を観察し聞き取り調査をしたのです．するとミルクシェイクを買う大半の客はテイクアウトでした．そしてその理由は，車での通勤時間が長いので，車の中で長く楽しめるシェイクを購入していたのです．つまり風味はさほど問題ではなく，長持ちするシェイクが求められていたのです．ドーナツやコーヒーは車が汚れる可能性がありました．そんな顧客が解決したい用事を Job to be done としています．

そして，そのシェイクは日曜日には違う Job to be done で働きます．子どもとお父さんが来店し，お母さんに内緒で日頃は甘くて禁止されているシェイクをこっそりと楽しむのです．

シェイクのお話と同じくドリルの話も有名です．「顧客が欲しいのは4分の1インチのドリルではなく，4分の1インチの穴である」というものです．本当に顧客が欲しいものは穴なのです．顧客が解決したい用事を皆さんの薬局やドラッグストアで解決するとお客さんは増えそうですね．その用事を見つけ出す努力がエッジが効いた店舗になると思っています．　（新見）

## コラム　ブレストとアイスブレイク

ブレストとはブレインストーミングです．集団でアイディアを出すことで相互の理解を深めたり，新しい発想や発見に繋げる手法です．薬局やドラッグストアでの指導的立場の方は是非従業員やアルバイトの方々と経営についてブレストをすると面白いですよ．

やってはいけないことはひとつだけです．相手の意見を否定することです．どんな突拍子もない意見でも，奇抜な発言でも，まずは受け容れましょう．そしてそんな奇抜な意見をもらうためにブレストをしましょう．

そうであれば，ブレストを成功させるには指導的立場にある人こそが，とんでもない意見を最初に言うことです．周りの人はなんでも思いついたこと，日頃思っていることを言ってもいいよと促しても，通常は言えないのです．そんな雰囲気の時に，指導的立場の人こそが，奇抜な発言をしましょう．そうすると，頭の柔らかい若い子が思いもよらない貴重な発言をしてくれますよ．もちろん自分よりも年配の方も素晴らしい意見を添えることもあります．みんなでよりよい薬局やドラッグストアを創り上げて下さいね．

最初にアイスブレイクをするのもいいですよ．緊張を解きほぐすための作戦で，いろいろなやり方があります．ネットで検索してみてくださいね．僕は２人組で簡単な自己紹介をして，その後みんなの前で相手を紹介をするのも気に入っています．そして，自己紹介でも「実は私……」とひとひねり加えるのも簡単な割に打ち解けられますよ．

（新見）

## コラム　有形資産と無形資産

コロナショックで時代が変わると思っています．経済もどうなるか不透明です．世界恐慌が起こると予言する人もいます．スーパー・インフレが起こると予想する人もいます．コロナ復興税として10%とか20%が加算されると断言する人もいます．

そうすると有形資産の価値は不安定になります．預金だけで資産を貯めている人は，その価値が暴落する可能性もあります．有形資産の価値をどこに分散すればいいのかは，経済の素人である僕にはわかりません．

僕のお勧めは有形資産の一部を無形資産に移すことです．この無形資産は特許権や商標権，営業権のような税務上の無形資産ではなく，形にならない個人が持つ有用な資産といった意味合いです．

つまり，僕が語る無形資産は，能力，健康，人脈，信頼などです．無形資産があれば有形資産を作りやすいし，無形資産がない人には魅力がなく，有形資産を作る上で不利益が多いと思います．

ビジネスマインドになるとお金儲けに頭が向かいがちです．しかし，お金儲けという有形資産を増やす作戦の根底に必要なものは無形資産をコツコツと蓄積することと思っています．

コロナショックで常識が変わる可能性が高いと思っています．舵を切るにはよいチャンスかもしれません．また，じっとステイすることもひとつの選択肢です．どちらにしてもできることは，こんな時だからこそ，無形資産を増やす努力を積極的に行いましょう．

（新見）

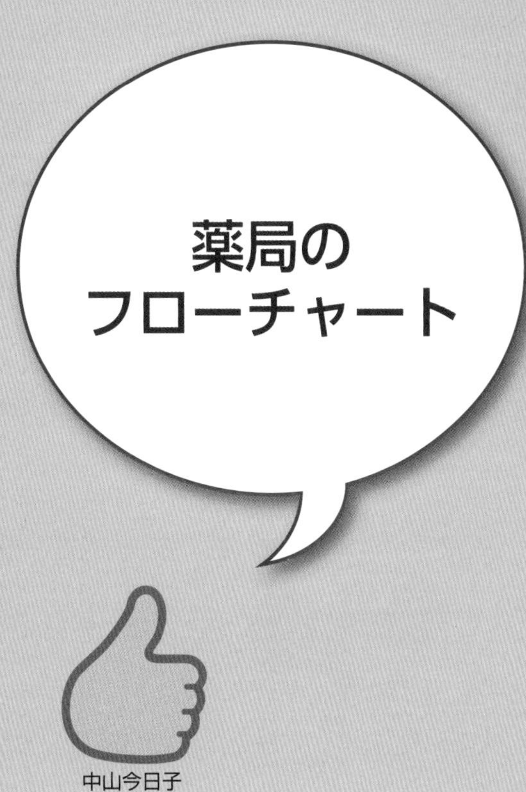


中山今日子

# 新型コロナウイルス肺炎の予防

ファーストチョイス

セカンドチョイス

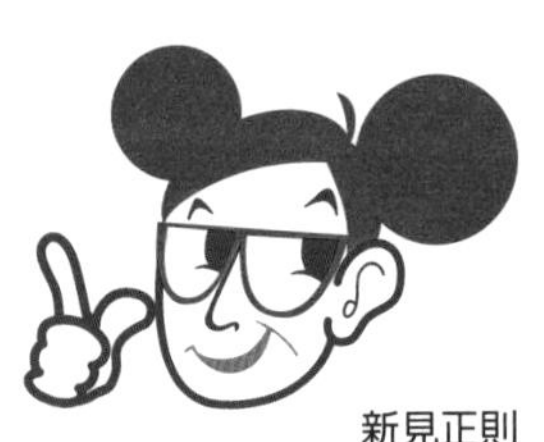

新見正則

## ワンポイントアドバイス

2009 年の新型インフルエンザで効果が確認されています．179 人の補中益気湯㊶内服群と非内服群でインフルエンザの感染が 1 人と 7 人でした．漢方薬は急性発熱性疾患を病因で分類する知恵を持ちません．ですから，新型コロナウイルス肺炎にも有効と推測します．補中益気湯㊶は病院でもらう以外に OTC として薬局で購入可能です．（新見）

安価で入手容易

## 補中益気湯（ほちゅうえっきとう） 41

医療用医薬品としても，一般用医薬品としても使用されている．多くの薬局で扱っているので利用価値高い．長期内服も問題なし．

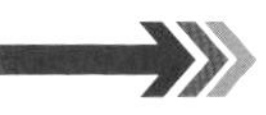

## フアイア

エンジュの老木に生えるキノコのひとつ．今は菌糸体を工場内で培養し製造している．副作用は稀に下痢が生じるのみ．

高価だがプロトコールに載っている



### ワンポイントアドバイス

フアイアは世界ではじめて抗がんエビデンスを得た生薬です．肝臓がん手術後の1,000人規模のランダム化臨床試験で無再発生存率にて有意差が出ました．そのフアイアは現在，北京市のプロトコールで新型コロナウイルス肺炎に有効として掲載されています．購入希望の場合，フルフィルラボのホームページからネット通販で入手可能です．（新見）

# 風邪のひきはじめ（寒気）

ファーストチョイス

セカンドチョイス

## ワンポイントアドバイス

風邪のひきはじめに漢方薬をすぐに服用して，じわーっと汗をかければ，症状の悪化を防いですぐに回復させることができます．西洋薬では眠気がでる，すっきり治らない，胃が弱くてNSAIDs（解熱剤）の服用は避けたいなどの時は漢方の出番です．症状の経過を見ながら最適な処方を選択できれば，きっと患者さんはあなたのファンになってくれます．

強力な麻黄剤

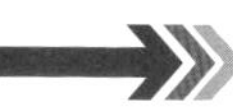

## 麻黄湯 ㉗

症状が強く，全身の関節痛や筋肉痛がある場合に有効．熱が出始めて，ぞくぞくし，節々が痛い時に服用します．がっちりタイプの人や元気な子ども用です．

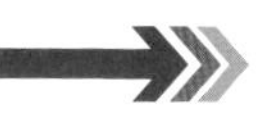

## 葛根湯 ❶

ややがっちりタイプの人向け．悪寒，頭痛，項部から背にこわばりがあり，自然に汗が出ていない時に有効です．肩こりにも．

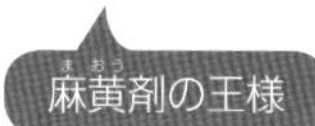




### ワンポイントアドバイス

漢方治療は，体温を早く上昇させて，熱に弱いウイルスを排除するという生体の防護能力を利用します．葛根湯❶や麻黄湯㉗は，熱湯に溶かして飲み頃に冷まして服用します．体を冷やさない工夫も必要です．解熱剤との併用は熱を上げようとする漢方の働きを打ち消すので避けます．また，眠気が出ないので，車の運転をされる方にもお飲みいただけます．

# 風邪のひきはじめ（のどが痛い）

ファーストチョイス

## 銀翹散（生薬製剤）

風邪のひきはじめで，最初からのどが痛く，のどが渇いて冷たい水が飲みたいような時によく効きます．

中医学で最も有名な風邪薬

### ワンポイントアドバイス

風邪のひきはじめに服用する点では葛根湯❶と同じです．銀翹散は，風邪のひきはじめでも，特にのどに熱感のある痛みに推奨されます．金銀花，連翹をはじめ10種類の生薬が，原因ののどの炎症を鎮めます．医療用にはない効果のよい風邪薬ですが一般用漢方製剤製造販売承認基準に掲載がなく生薬製剤です．

# 長引く風邪

風邪 消化器 循環器 泌尿器 精神・神経 運動器 女性 耳鼻・咽喉 皮膚 高齢者 子ども その他

ファーストチョイス

## 竹茹温胆湯 91

風邪，インフルエンザ，肺炎などの回復期に熱が長びいたり，咳や痰で安眠できない時に．竹茹温胆湯91がない場合，柴胡桂枝湯10もおすすめです．

柴胡と黄連を含む風邪薬

### ワンポイントアドバイス

熱が出るような風邪・インフルエンザなどの発熱性疾患の経過で生じる黄色い痰や咳には，こじれた時に使う柴胡と炎症を冷ますイメージの黄連を含む竹茹温胆湯91をよく使います．咳をして眠れない，布団に入ると眠れないという時にもおすすめです．名前に温胆湯とつけば，よく眠れる処方と考えます．

# 弱々しい人の風邪

ファーストチョイス

手足が冷たく，
寒気がある

ワンポイントアドバイス

桂枝湯㊺も主に風邪の初期に用いられる漢方薬ですが，葛根湯❶と違い，虚弱な人で胃腸が弱かったり，あるいは日頃から疲れやすくかぜをひきやすいなど，いわゆる虚証の人や高齢者に向く薬です．皮膚が自然に汗ばむ（自汗）という時に飲みます．

桂枝湯㊺は，漢方処方の基本となる処方です．

麻黄の入っていない風邪薬

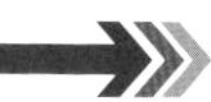

## 桂枝湯 ㊺

風邪をひきかけの時期を過ぎて，汗がジトーッと出て，本格的に風邪をひいたなと思った時に．麻黄が入っていない処方です．

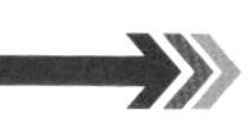

## 麻黄附子細辛湯 127

いつもは元気な高齢者におすすめです．熱が出始めて，寒気がしてぞくぞくしている時にすぐに飲みます．ノドチクの風邪にも有効です．

いちばん優しい麻黄剤

風邪 消化器 循環器 泌尿器 精神・神経 運動器 女性 耳鼻・咽喉 皮膚 高齢者 子ども その他

### ワンポイントアドバイス

麻黄附子細辛湯127は，葛根湯❶や小青竜湯⑲に比べると麻黄の量は多く，麻黄湯㉗の裏処方とも呼ばれ，いちばん胃腸やからだに優しい麻黄剤です．麻黄剤で，甘草を含まないものは麻黄附子細辛湯127だけです．麻黄附子細辛湯127の名前には，構成生薬すべてが記載されています．附子は温める作用，細辛には鎮痛・鎮咳作用があります．

# おなかにくる風邪

こじれた風邪
＋腹痛，吐き気

嘔吐・下痢

下痢

## ワンポイントアドバイス

麻黄湯㉗や葛根湯❶でジワーッと汗が出てもすっきりしないときに柴胡桂枝湯❿を数日内服するとすっきりします．よくわからずにともかく風邪薬がほしいといわれれば，汗をかいていれば柴胡桂枝湯❿を飲むのも手です．そのくらい柴胡桂枝湯❿は幅広く有効です．風邪をひいたと相談される時は，1日以上経過していることが多く，そんな時に有効です．

柴胡を含む風邪薬

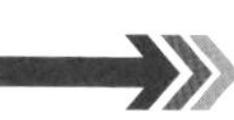

## 柴胡桂枝湯 ⑩

腹痛を伴う風邪におすすめです．市販の総合感冒薬を服用してもすっきりしない時に有効です．葛根湯①，麻黄湯㉗で汗が出始めれば，柴胡桂枝湯⑩に変更します．

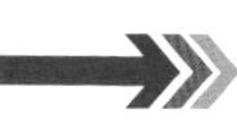

## 藿香正気散（漢方製剤）

吐き気や下痢を伴う風邪に有効です．冷たいものの摂り過ぎによる胃腸炎，寝冷えにも．体の重だるい全身の疲れもとってくれます．

藿香と蘇葉を含む風邪薬

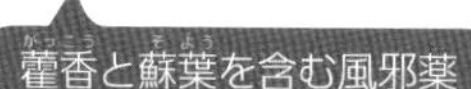

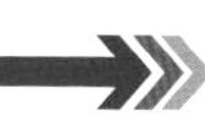

## 五苓散 ⑰

おなかがゆるくなった，下痢で始まる風邪の前兆かなという時に．ノロウイルスによる下痢にも効果があります．

利水剤の王様（水毒を治す薬）

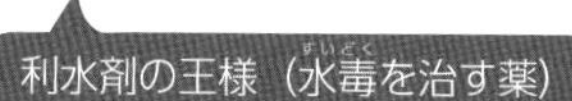

### ワンポイントアドバイス

五苓散⑰は子どもの特効薬です．子どもにも製品に記載の用法・用量で安心して使えます．医療用の漢方製剤には子どもの用法・用量は記載されていませんが，OTC 漢方薬では，子どもの用法・用量がしっかり記載されています．記載通りの量で，服用可能です．1 回量が 1/2 包なら 2 回で 1 包，1 回量が 2/3 包なら 3 回で 2 包服用の目安で服用します．

# 風邪をひきやすい

元気がない

補中益気湯❹❶が
合わない

## ワンポイントアドバイス

多くの漢方医が補中益気湯❹❶を飲んでいれば風邪をひきにくいという印象です．風邪もインフルエンザも同じ急性の発熱性疾患なので，インフルエンザにも効果を期待できます．僕の研究では，補中益気湯❹❶を2ヵ月飲んだ179人のうち，新型インフルエンザに罹患したのはたった1人，飲まなかった179人では，7人が罹患しました．（新見）

柴胡を含む参耆剤（人参と黄耆）

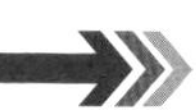

## 補中益気湯 41

体力，気力がない人用の漢方薬．元気な人は何となく飲めません．胃腸の働きがよくなり，食欲不振が改善するため元気になり気力も増します．よくユンケルを飲む方に．

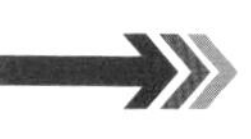

## 小柴胡湯 9

補中益気湯41が合わない方に．体力気力に問題はないが，食欲不振や口の苦味があり，なんとなく疲れて風邪をひきやすい方に有効です．受験生などにおすすめです．

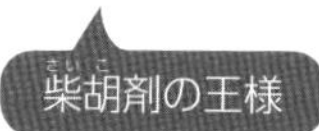


### ワンポイントアドバイス

補中益気湯41も小柴胡湯9も柴胡剤です．少しこじれた状態に使います．いつも，家に風邪薬を常備しておかなくては心配というような患者さんに紹介します．柴胡には，軽い抗炎症作用・鎮静作用・瀉下作用があります．風邪薬を飲み続けてすっきりしない方にも紹介します．なんとなく続けていたらそういえば風邪をひかないという印象です．

# 咳（痰）

ゼロゼロした咳

水っぽい痰が絡む咳

はげしい咳＋
黄色い痰など

## ワンポイントアドバイス

麻黄(まおう)は，鎮咳作用，身体を温める作用で風邪などの症状を抑えます．中枢神経・交感神経系に対して賦活作用があり不眠・発汗過多・動悸・精神興奮など交感神経系への副作用の可能性があり，高齢者・高血圧や甲状腺機能異常の方などでは慎重に対応します．エフェドリンの影響でスポーツ選手ではドーピング反応で陽性になるため，麻黄(まおう)を含む処方は注意！

石膏を含む麻黄剤

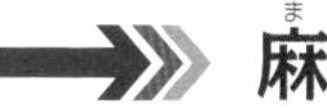

## 麻杏甘石湯 55

黄色い痰を伴うような咳に．麻黄湯27の桂皮を石膏に変えた処方です．石膏が冷やすイメージの生薬なので風邪の初期には通常使用しません．

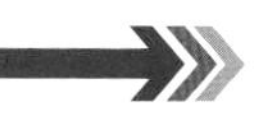

## 小青竜湯 19

鼻炎だけではなく，うすい水様の痰を伴う咳にもよく効きます．気管支炎，気管支喘息に．

甘草乾姜湯を含む麻黄剤

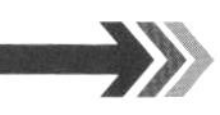

## 五虎湯 95

麻杏甘石湯55に，肺の炎症を鎮め，喘咳を治す桑白皮が加わりました．熱感があり，汗ばんで口が渇き，乾いた咳や喘鳴がある時に有効です．

### ワンポイントアドバイス

麻杏甘石湯55と五虎湯95であまり違いはありません．両方の漢方薬に体を冷やすイメージの石膏が含まれます．汗を出したい時は，両方とも麻黄剤ですが使用しません．麻黄には発汗作用がありますが，石膏と一緒になると止汗作用となります．咳の時に使用します．杏仁にも咳止めの効果があります．生薬の組み合わせで薬効が変わり面白いです．

# 空咳

## ファーストチョイス

### 麦門冬湯 ㉙

のどの奥に潤いがなく，イガイガして咳が止まらない時に．麦門冬は潤いをつける生薬で，腸管の潤いもつけるので便通がよくなることもあります．

滋潤効果の麦門冬を含む漢方薬

#### ワンポイントアドバイス

少し空気が乾燥したところにいると咳が出てくるといったような時に麦門冬湯㉙を服用します．漢方は空腹時（食間または食後）の服用を建て前としますが，麦門冬湯㉙は症状がでたらすぐに飲みます．なんとなくのどに乾いた痰がはりついて切れにくい時にも重宝です．これを飲むと声に艶が出るので，講演会の前に飲む方も多いです．

# 咳（慢性）



ファーストチョイス

## 清肺湯 90

ゴホッゴホッと熱のこもったような咳や黄色い痰がたくさん出る時に有効です．

桔梗と麦門冬を含む漢方薬

### ワンポイントアドバイス

清肺湯90は，黄色い痰がたくさん出るような咳によく効きます．気管支がタバコの煙や車の排気ガスなどの刺激を受けて，咳が出るようなときに有効です．肺をきれいにするようなイメージ．清肺湯90には16種類の生薬が配合されているので，比較的じわじわ効いてきます．禁煙すべきですが，禁煙できなくて咳にも困っている時も，清肺湯90の出番です．

# のどが痛い

ファーストチョイス

セカンドチョイス

## ワンポイントアドバイス

桔梗湯(ききょうとう)138は，2種類の生薬（桔梗(ききょう)と甘草(かんぞう)）からなります．構成生薬が少ないので効果がすぐに現れます．漢方薬は一般的にお湯に溶かして温服するとよいとされていますが，桔梗湯(ききょうとう)138は，お湯に溶かした後，冷やしてうがいしながら飲みます．のどの痛み，腫れに効果があります．頓服的に使用します．駆風解毒散(くふうげどくさん)（湯）（漢方製剤）も冷やしてうがいして飲みます．

桔梗と甘草 2 味の漢方薬

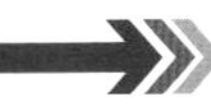

## 桔梗湯 ⓭⓼

桔梗湯⓭⓼は漢方薬のうがい薬とも言われています．冷やしてうがいしながら飲むと効果的です．よくのどが痛くなる人は常に携帯します．OTC ではトローチ剤もお勧めです．

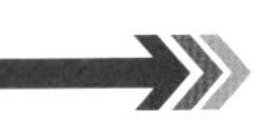

## 駆風解毒散（湯）（漢方製剤）

のどが腫れて痛む時は，口に含んでうがいをする要領でゆっくり飲みます．扁桃炎，扁桃周囲炎などに有効です．

桔梗と石膏を含む漢方薬

風邪 消化器 循環器 泌尿器 精神・神経 運動器 女性 耳鼻・咽喉 皮膚 高齢者 子ども その他

### ワンポイントアドバイス

本来，桔梗湯⓭⓼は，煎じ薬を少しずつゆっくり飲むものです．OTC ではトローチ剤もあります．かまずにゆっくりなめると，有効成分がゆっくりのどに行きわたります．苦い生薬は含まれていません．液体タイプの桔梗湯内服液もお勧めです．1 回 1 瓶，のどが痛い時，一気に飲まず，うがいをしながら服用します．桔梗には排膿，鎮痛作用があります．

## コラム　OTC 医薬品とは

OTC とは，Over The Counter の略でカウンター越しのという意味です．カウンター越しにお薬を説明して販売することに由来します．医師の処方せんがなくても薬局やドラッグストアなどで購入できる，「市販薬」「家庭薬」「大衆薬」と呼ばれる身近なお薬です．OTC 医薬品は「医薬品，医療機器等の品質，有効性及び安全性の確保等に関する法律（薬機法）」で定められたリスクの程度によって，買い方が変わり，分類に応じた薬の説明を薬剤師などの専門家が行います．

要指導医薬品と一般用医薬品（第 1 類，第 2 類，第 3 類），大きく 2 つに分類されます．このうち要指導医薬品と第 1 類医薬品は，薬剤師による情報提供が必要です．現品を店頭に並べることが出来ないなどの制約もあります．一般用漢方製剤の構成生薬は第 2 類，第 3 類医薬品に分類されますが，一般用漢方製剤製造販売承認基準に基づいて承認を受けた製剤については，構成生薬の種類に関わらず，一律に第 2 類に分類されます．この第 2 類医薬品は，薬剤師，登録販売者の情報提供は努力義務になっており，丁寧な対応が求められますが，あのリアップより安全性が高い医薬品として分類されています．安全性が十分で，情報提供義務のない第 3 類医薬品に分類してもよい漢方処方も第 2 類医薬品に分類されています（2019 年 4 月現在）．

第 2 類，第 3 類医薬品は薬剤師のみならず登録販売者も情報提供および相談応需が可能です．是非，漢方を学んで患者さんに喜んでいただきたいと思います．

（中山）

## コラム　葛根湯❶はいつ飲むか？

漢方のなかでは，葛根湯❶が一番有名です．風邪のひきはじめに葛根湯❶をと薬局にいらっしゃる患者さまは多いですが，葛根湯❶の効果がある風邪のひきはじめという言葉は難しいなぁと感じています．私も最初はひきはじめと言われたら，全て葛根湯❶でいいと思っていましたが，実は，葛根湯❶の時期を過ぎてしまった時も多いのです．最初に寒気がして背中のあたりがぞくっと感じたときが，風邪のひきはじめです．咳や鼻水の症状が出ていたり，熱があったり，汗ばんでいたり，喉が腫れていたり，あるいは胃腸の症状が出ていたりといった感じでは少し遅いのです．

症状や経過やご希望を伺って，最適な薬を一緒に探しますが，葛根湯❶以外の薬を選んでも「葛根湯❶は次回のために是非ご購入下さい．」とお話しします．粉の漢方は，1包ずつになっているで，1，2回分をカバンの中に忍ばせて，ぞくっと来たらすぐに飲んで欲しいのです．風邪をひいたかどうか確信が持てないうちにこそ飲んで欲しいです．体質によって，桂枝湯㊺，麻黄附子細辛湯(127)，麻黄湯㉗を使い分けます．

液体の葛根湯❶は，お湯割で飲むこと，エキス剤の場合は，お湯に溶かすか温かい飲み物（生姜湯など）を一緒に飲むことをお勧めします．液体の葛根湯❶を冷蔵庫で冷やして飲んだり，冷たいお水でエキス剤を飲むことだけは避けて欲しいです．そして，風邪のひきはじめに葛根湯❶で体を温めて気持ち良い汗をかきたい時期に，逆効果になるNSAIDsなどの解熱鎮痛剤を併用することはさけて欲しいです．（中山）

# なんとなく
# 胃腸の調子が悪い・1

食欲不振

ストレス

## ワンポイントアドバイス

胃腸の不調を訴える方の漢方薬は，OTC には実はたくさんあります．漢方胃腸薬やカタカナの商品名で販売されているもののなかに漢方薬がたくさんあります．処方名も併記されています．少し漢方的な見立てがわかると使い分けができます．食欲不振には六君子湯㊸，ストレスによるみぞおちのつかえや吐き気には半夏瀉心湯⑭がファーストチョイスです．

陳皮と半夏を加えた四君子湯75

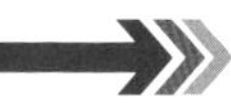

## 六君子湯 43

食欲不振というキーワードで処方可能です．食欲不振以外の症状もよくなります．これが六君子湯43の魅力です．

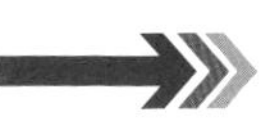

## 半夏瀉心湯 14

みぞおちがつかえた感じに効くのが特徴です．口内炎にも使います．

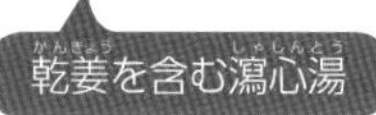




### ワンポイントアドバイス

半夏瀉心湯14は，いわゆる苦味健胃薬で，黄連，黄芩があるので瀉心湯に分類されます．苦味があることを説明しておきます．医療用では抗がん薬の副作用の下痢や口内炎にも使います．瀉心湯は，胸やみぞおちにつかえ感がある人に用いられます．代表的な処方には，半夏瀉心湯14のほか，黄連解毒湯15，三黄瀉心湯113があります．

# なんとなく
# 胃腸の調子が悪い・2

おなかが冷えて痛い

神経性胃炎

**ワンポイントアドバイス**

OTC には漢方薬以外にも，$H_2$ブロッカー，胃の運動を高めて胃液の分泌を促進する黄柏（おうばく），生姜（しょうきょう），茴香（ういきょう）などの生薬成分を含む健胃剤や，胃液の消化機能を助けるタカヂアスターゼ，リパーゼなどの消化酵素剤などたくさんの胃腸薬があります．慢性的に症状が続くようであれば，消化器を専門とする医療機関の受診をお勧めします．

延胡索を含む胃痛の基本処方

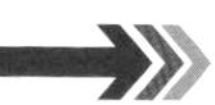

## 安中散 ❺

半夏瀉心湯⓮が苦くて飲めない時は，安中散❺です．はじめに安中散❺から試しても問題ありません．冷えて胃の痛みがあるときには安中散❺がファーストチョイスです．

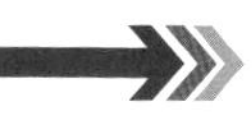

## 安中散加茯苓（漢方製剤）

自律神経の乱れを改善する安中散❺に，精神安定作用がある茯苓を加えた処方です．乱れた自律神経を整え，胃痛・食欲不振・吐き気などの胃の不調を改善します．

茯苓を加えた安中散⑤



### ワンポイントアドバイス

安中散❺は，胃が冷えて痛む時によく使います．安中散❺に配合される延胡索は鎮痛効果がある生薬で，胃痛や生理痛にも有効です．安中散❺に芍薬甘草湯(68)を合わせた胃痛によく効く製剤もOTCでは販売されています．安中散❺に精神安定作用がある生薬の茯苓を加えた処方が安中散加茯苓（漢方製剤）で，医療用にはありません．

# 便秘・1

ファーストチョイス

おなかが張って残便感

すっきりと
便を出したい

## ワンポイントアドバイス

大黄剤は個人差があり効きすぎると腹痛など不快な症状が出ます．最初は麻子仁丸126から試していきます．内服時間，服用量は試してみて，自分でちょうど良いところを探します．麻子仁丸126＜桂枝加芍薬大黄湯134＜大黄甘草湯84＜桃核承気湯61の順に試していきます．不快な症状が出ず，よりすっきりする処方を選びます．

麻子仁と大黄を含む漢方薬

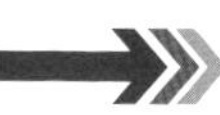

## 麻子仁丸 126

栄養状態が悪いときや老化に伴う便秘で，ウサギのふんのようなコロコロ便が特徴的です．腸をうるおして，便を軟らかくし，無理なく体質に合わせて便秘を改善します．

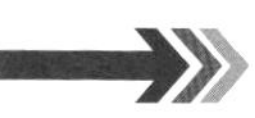

## 桂枝加芍薬大黄湯 134

温めて下す薬と言われ，冷えを伴ういろいろな症状が改善します．

大黄を加えた桂枝加芍薬湯60

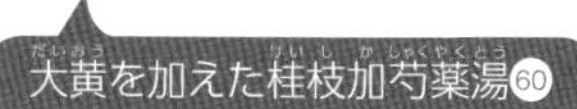

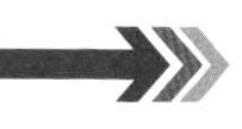

## 大黄甘草湯 84

大腸をしっかり動かし，便をスムーズに運び出します．通常就寝前に飲むと，8〜10 時間後（個人差があります）に自然に近いお通じが得られます．

大黄と甘草 2 味の漢方薬

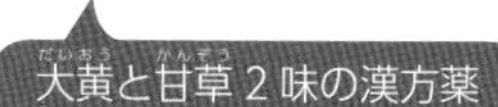

### ワンポイントアドバイス

瀉下作用を有する生薬の代表は大黄です．大黄に芒硝を加えると瀉下作用が増します．承気湯類と呼び，すっきり感があります．あまりにも頑固な便秘には受診勧奨も必要です．大黄が合わない場合は，自分に合った大黄を含まない漢方薬を探します．便秘以外にも訴えが多く，大黄が合わない方には加味逍遙散24を試します．柴胡に軽い瀉下作用があります．

# 便秘・2

イライラ，
生理前に便秘

痔の傾向

**ワンポイントアドバイス**

便秘薬は規則正しい排便のリズムを取り戻すために服用します．薬だけに頼るのではなく，バランスのとれた食事や適度な運動等の規則正しい生活習慣を心がけます．女性の場合は，月経前症候群（PMS）が原因でも便秘が起こります．月経の3〜10日前にはじまり，月経になると軽くなり消えていく症状です．

大黄と芒硝を含む（承気湯）駆瘀血剤

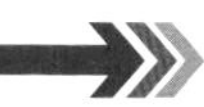

## 桃核承気湯 61

生理痛，生理に伴う腰痛や，生理前にイライラがあり便秘になる方に有効です．バナナのような気持ちよい便が出ます．他の漢方薬ではすっきり感が足りない時に．

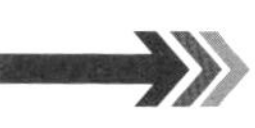

## 乙字湯 3

痔ならともかく乙字湯❸を使いますが，大黄剤なので下痢に注意する必要があります．逆に便秘気味で痔がある方には最適な処方です．

大黄と柴胡を含む痔の薬



### ワンポイントアドバイス

桃核承気湯61は，大黄と芒硝を含む承気湯類ですが，桃仁，大黄を含むので，古血の溜まりを改善する駆瘀血剤にも分類されます．生理前や生理中に起こりがちな症状を緩和し，痛みを緩和するため，生理痛にも効果が期待できます．古血のたまりをとる駆瘀血剤として，腰痛，痔，打撲にも効果があります．月経前症候群(PMS)の治療にも使われます．

# 腸が過敏

腹痛が強く
おなかが張る

残便感がある

## ワンポイントアドバイス

元気がない方の風邪薬の桂枝湯45の芍薬を 1.5 倍に増量したものが桂枝加芍薬湯60で，しぶり腹（しぶり腹とは，残便感があり，くり返し腹痛を伴う便意を催すもののこと）や腹痛に効く薬になります．これに大黄を加えたものが桂枝加芍薬大黄湯134です．漢方薬を 2 種類以上服用する場合は，生薬の量を考えるべきだと思った処方です．

芍薬を増量した桂枝湯(45)

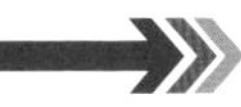

## 桂枝加芍薬湯 (60)

おなかが張って痛み，頻繁に便意を催すものの排便が困難という症状に効果があります．神経質な方におすすめです．

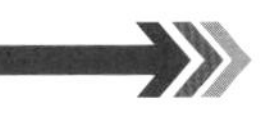

## 桂枝加芍薬大黄湯 (134)

桂枝加芍薬湯(60)に大黄が加わった処方です．桂枝加芍薬湯(60)を服用しても便秘が改善されない時に有効です．

大黄を加えた桂枝加芍薬湯(60)

### ワンポイントアドバイス

腸が過敏な方は，ストレスなどが原因で，大腸や小腸に異常はないのに，慢性的に下痢や便秘，腹痛を繰り返します．通勤や通学の途中で電車に乗ったときや，人と会う前などに，突然，腹痛がしてトイレに行きたくなるような症状です．桂枝加芍薬湯(60)が有効です．逆に，便秘になってしまう方には，桂枝加芍薬大黄湯(134)を使います．

# 下痢・1

ファーストチョイス

お腹にくる風邪

嘔吐を伴う

## ワンポイントアドバイス

西洋医学的治療で下痢が治らない時は漢方薬の出番です．つまり慢性の下痢に漢方薬は適しています．真武湯(しんぶとう)㉚でよくなることも，効果がない時もあります．西洋薬が下痢の原因となることもあるようです．不調がある時は常備薬を精査しましょう．真武湯(しんぶとう)㉚など漢方薬では内服量を減らすと効果がでることもあります．（新見）

附子（ぶし）を含む利水剤

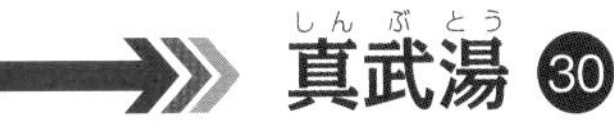

## 真武湯（しんぶとう）30

下痢の第一選択です．アツアツのお湯に溶かして飲むのが有効です．典型は水様便です．下痢はすぐ止まらなくても気力が出てきます．

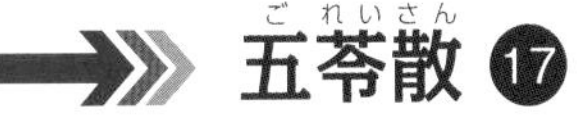

## 五苓散（ごれいさん）17

下痢を伴う風邪の症状に．

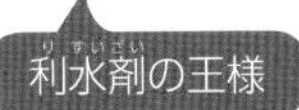


## 胃苓湯（いれいとう）115

冷え腹・腹痛・急性胃腸炎に効果のある漢方胃腸薬です．胃腸用の五苓散（ごれいさん）17のイメージです．

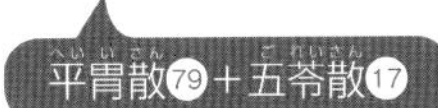


### ワンポイントアドバイス

日常的に，漢方薬を服用している患者さんも多いです．漢方薬は医療用と同じ処方を OTC で買うことができます．満量処方（医療用と同じ生薬量）もあれば 2/3 量や 1/2 量などもありますが，ほぼ同じように効くという方も多いです．また，3 回は無理だけど 2 回で調子がいい言う方もいらっしゃいます．症状が改善していれば，患者さんの感覚が優先です．

風邪 消化器 循環器 泌尿器 精神・神経 運動器 女性 耳鼻・咽喉 皮膚 高齢者 子ども その他

## 下痢・2

西洋薬が無効

緊張・ストレス

**ワンポイントアドバイス**

人参湯㉜は，乾姜，人参，蒼朮，甘草の４つの生薬で構成されています．乾姜は，生姜を蒸して乾燥させたもので身体を温める作用と下痢止めの作用があります．ツムラのOTC漢方薬は，外箱に大きく医療用と同じ製品番号を記載しています．カタカナの商品名も商品の特徴を表していてわかりやすいですが，医療用の製品番号があると安心感があります．

人参と乾姜を含む胃腸の薬

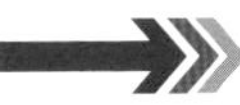

## 人参湯 ㉜

虚弱者の胃薬的なイメージがありますが，下痢にも有効です．体力虚弱で，疲れやすくて手足などが冷えやすい方，泥状便の時によく効きます．甘草配合です．

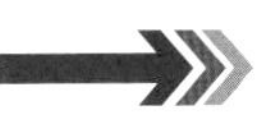

## 半夏瀉心湯 ⑭

プレゼン前になると下痢になる，電車に乗ると下痢になる，渋滞している時に限ってお腹が痛くなるなどの不安で下痢や軟便になりやすい人に．

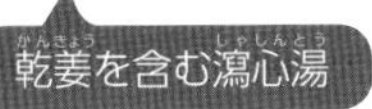




### ワンポイントアドバイス

半夏瀉心湯⑭には解毒剤のような作用もあります．出先などで食べものが合わずおなかを壊す人や，もともと胃腸が弱く出張で下痢になる人，枕が変わると緊張でおなかの調子が悪くなる人にも使えます．下痢，おなかの張り，消化不良などの腸のトラブルとストレスの両方に効く漢方です．口内炎にまで効き目があります．

# 口内炎・1

ファーストチョイス

口内炎の初期に

## ワンポイントアドバイス

以前はよく口内炎ができていました．口内炎ができた時は，胃腸に負担がかかり，少し無理をしていることが多く，ビタミン $B_2$，$B_6$ 製剤をよく飲んでいました．このような全身の虚弱状態を改善するのが補中益気湯㊶のような参耆剤と考えて，口内炎ができそうな時に補中益気湯㊶を飲むようにしたら，口内炎ができなくなりました．

甘草一味の漢方薬

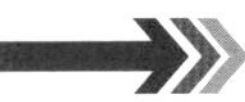

## 甘草湯（クラシエ 401 ）

急に口内炎ができて痛む時，お湯に溶かして少しずつ口に含み，うがいをしながらゆっくり飲みます．

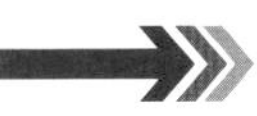

## 桔梗湯 138

どんな口内炎でも有効．お湯に溶かして，冷蔵庫に入れ冷やし，頻回にうがいをしながら飲みます．トローチや氷にしてなめる方法も．

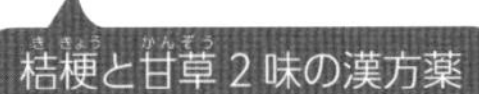




### ワンポイントアドバイス

桔梗湯138は口内炎によく使われますが，添付文書には口内炎の効能・効果はありません．OTC の甘草湯には口内炎の効能・効果がありますが医療用にはありません．口の中の炎症や痛みをとるととらえ，桔梗湯138も甘草湯も口内炎の時は，初期に使って欲しいです．咽喉部の痛みや歯ぐきの腫れや痛みがある時にもお勧めです．

# 口内炎・2

胃もたれ

顔がのぼせてほてる

## ワンポイントアドバイス

胃腸が弱い方は，よく口内炎になるようです．半夏瀉心湯⓮は，胃の症状も改善するので，そんな方にはお勧めです．六君子湯㊸を続けている方で，そういえば口内炎ができなくなったという方がいます．今なら，だんだん気力が増して，食事もできるようになったからですねと言えます．口内炎は，からだの抵抗力を高め免疫力を回復させることが大切です．

乾姜を含む瀉心湯

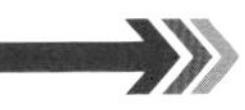

## 半夏瀉心湯 ⓮

胃もたれがある時はファーストチョイス．なくても口内炎に有効です．ともかく試してみましょう．

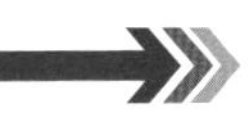

## 黄連解毒湯 ⓯

飲んで苦くなければよく効きます．冷やしたほうが飲みやすいです．4 つの生薬からなる簡単な処方です．苦いのでこれがおいしく飲める人は実証のヒントになります．

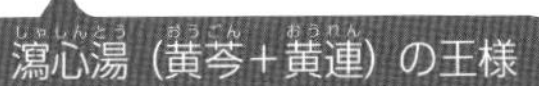


### ワンポイントアドバイス

漢方エキス剤は，一般的にはお湯に溶かして飲む（温服）のほうが有効とされていますが，黄連解毒湯⓯は，冷やすと飲みやすくなります．黄連，黄芩，黄柏の 3 つの生薬に，冷ましたり，気持ちを鎮めたりする作用がありストレスのかかわりの大きい症状に有効です．口内炎に対して使用する場合は，どの処方も口に含んでゆっくり服用すると効果的です．

# 痔

ファーストチョイス

便秘はない

## ワンポイントアドバイス

乙字湯❸は，大便が固く便秘ぎみの方のいぼ痔，きれ痔に用いられています．便秘は痔の一番の原因です．食物繊維を意識して摂り，暴飲暴食やアルコール等の刺激物は避けます．血行不良で古血が溜まらないように，冷えに注意します．軟膏も併用します．西洋薬の軟膏でも漢方薬の紫雲膏501でも有効です．

大黄と柴胡を含む痔の薬

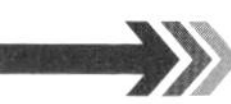

## 乙字湯 ❸

便秘ぎみで，痔が痛み，かゆみや軽微な痔出血がある場合に有効です．大黄が配合されています．下痢になったら中止します．

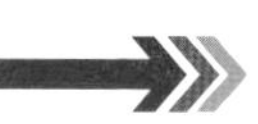

## 桂枝茯苓丸 ㉕

※ OTC の効能・効果に痔の記載はありません．
冷えによる血行不良や，座りっぱなしなどが原因のうっ血による血行不良で悪化するような時に，古血の溜まり（瘀血）を改善して痔のつらい症状を楽にします．

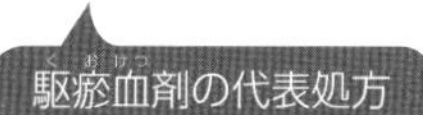




### ワンポイントアドバイス

うっ血して血行障害が起こり，その部分が痔核（いぼ痔）となってしまうことがあります．血行障害で悪化する痔には，血行をよくする処方を選びます．桃仁と牡丹皮の駆瘀血剤で古血の溜まりを改善する桂枝茯苓丸㉕が痔に効果があるのは理にかなっていますが，OTC の効能・効果には痔疾患はありません．医療用では痔疾患の効能・効果があります．

## コラム　漢方の学び方

漢方は，その患者さんが，今より悪くならないように注意していれば，どんどん使って覚えていくのが一番です．松田邦夫先生から，「患者さんには治ろうとする力があるので，それを邪魔しないように，今より悪くならない様に気を付けています．力尽くで治そうなんて思わない方がいい」と教えていただきました．

モダン・カンポウは，言いかえるとクリニカルパール（経験豊富な臨床医から得られる格言）や漢方でいうところの口訣です．こんな方にこんな漢方薬を使ってみたら良かったとか悪かったとかの集積を現代風にわかりやすくしたものです．まず，モダン・カンポウで慣れるのが近道です．本書には「魔法の言葉（患者さんから漢方をよく勉強していると思っていただける言葉）」がたくさん散りばめられていますが，私が使っても最初は「魔法の言葉」にはなりませんでした．経験を積んでいくうち，自分でも「魔法の言葉」が出ちゃった，と嬉しくなることが増えてきます．そして，繰り返すことが重要と最近思っています．漢方 .jp の原稿のチェックをしていると，同じような話が少し形を変えて，繰り返し出てきます．漢方 .jp の記事や YouTube を気軽に活用して漢方に親しんで頂ければ自然とレベルが上がります．

漢方を勉強し始めた当初は「古典は絶対に読まない」と決めていましたが，最近は，自然に読めるようになると考えが変わってきました．新見先生から頂いた大量の古典やメーカーサイトからダウンロードした資料などもいまは気軽に読んでいます．　（中山）

## コラム　漢方を学んで差別化しよう

好き嫌いにかかわらず，薬剤師は漢方を扱わなくてはなりません．ここが医師との違いです．医師には処方権があり，「基本，漢方は使わない」という選択肢があります．薬剤師は，処方せんに漢方が記載されていれば，調剤しなければなりませんし，すでに多くの漢方薬が薬局やドラッグストアの店頭に並んでいます．

現在，以前より漢方薬の処方件数が増えてきましたし，OTC でも，カナカナの商品名などでたくさんの種類が販売され，新製品も続々発売されています．新見先生が，「いっそラムネと思って処方しよう！」とおっしゃっていますが，実際にラムネのようなパッケージの漢方薬もあります．患者さんが自分で買った OTC が，実は漢方薬だったり，複数の病院で漢方薬が処方されていたりということも時々おきています．

古典を読んで漢方を勉強しなくてもいいのです．必要最低限，どんな時によく使う漢方薬なのか，入っている生薬の特徴や気をつけることがわかればいいのです．OTC 医薬品は，一般的には配合薬です．風邪薬をお勧めする時，どんな成分が入っているか見ると思います．○○が入っているから，喉の痛みによく効きますなんて説明をしていると思います．漢方薬も同じです．甘草湯を除けばみんな配合剤です．どんな生薬が入っているか見て欲しいのです．

漢方は一度学べば一生使える知識です．全ての薬剤師が，漢方を得意としていない今こそ，この本の魔法の言葉（吹出し）は有効です．

（中山）

# 高血圧の随伴症状（頭痛，めまい，肩こり）・1

イライラして頭が痛い

虚弱体質

のぼせ，イライラ，
便秘

## ワンポイントアドバイス

高血圧は西洋薬で西洋医学的目標に向けてコントロールします．漢方は高血圧に伴う随伴症状に補完医療として使用します．希望する人にはお勧めします．すでに治療を開始している場合は主治医に相談し，治療を中断することのないように注意します．随伴症状が取れると，気分もよくなって血圧も落ち着いていくことがあるようです．

釣藤鈎と石膏を含む漢方薬

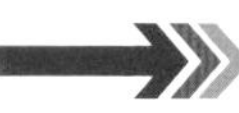

## 釣藤散 47

中高年の高血圧に有効です．血圧が高めで，慢性的な頭痛に悩んでいる，頭が張る感じがするような方にお勧めです．

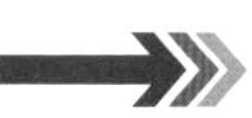

## 七物降下湯 46

顔色が悪く，疲れやすい，のぼせや耳鳴りなどの高血圧の随伴症状が気になる方にお勧めします．

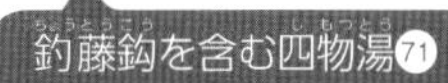


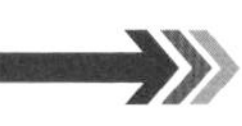

## 三黄瀉心湯 113

のぼせてイライラや便秘がある方に．黄連，黄芩，大黄の 3 つの生薬からなります．黄連解毒湯15の便秘の人向けのイメージと思うとわかりやすいです．

大黄が入った黄連解毒湯15のイメージ

### ワンポイントアドバイス

七物降下湯46は，昭和時代に日本でつくられた漢方薬です．昭和の漢方医学の復権に尽力したとして有名な大塚敬節先生が，自らの高血圧に伴う症状を治療するためにつくりました．配合生薬の釣藤鈎には，鎮痙，鎮静作用などがあり，釣藤散47，抑肝散54，などにも含まれ，どれも高血圧を有するような高齢者の諸症状によく使われます．

# 高血圧の随伴症状（頭痛，めまい，肩こり）・2

ストレス

ストレス＋肥満

## ワンポイントアドバイス

便秘により，排便がうまくいかず時間がかかる時，トイレで便を出そうといきむと腹腔内の圧力が高まり血圧が急激に上がります．便秘解消に努めることが重要です．高血圧の随伴症状をとってくれる漢方薬には，大柴胡湯(だいさいことう)❽，三黄瀉心湯(さんおうしゃしんとう)⑪③，防風通聖散(ぼうふうつうしょうさん)㊷，桃核承気湯(とうかくじょうきとう)㊶，柴胡加竜骨牡蛎湯(さいこかりゅうこつぼれいとう)⑫（大黄(だいおう)がない場合もあり）などの大黄(だいおう)配合漢方薬があります．

竜骨と牡蛎を含む柴胡剤

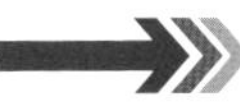

## 柴胡加竜骨牡蛎湯 ⑫

動悸，不安，不眠などに有効です．ストレスによるちょっとした高血圧にはけっこう効きます．竜骨・牡蛎は気持ちを鎮める動物生薬で，動悸などを鎮めます．

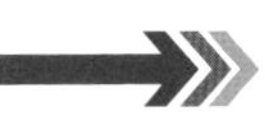

## 大柴胡湯 ⑧

高血圧に伴う頭重感や肩こり，めまい，耳鳴りなどを改善します．大黄配合で便秘にも有効です．実証タイプのこじれた状態によく効きます．

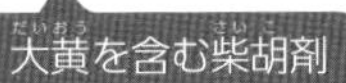




### ワンポイントアドバイス

高血圧は生活習慣病です．交感神経の緊張を引き起こす睡眠不足や過労などを避け，適度の運動を心がけ，ストレス解消に努めます．排便時のいきみで急激に血圧が上昇する危険性があります．どんな病気もまず便秘を解消するのが鉄則です．禁煙も必要です．塩分の摂り過ぎやアルコールの飲みすぎも厳禁で，漢方の助けを借りながら生活習慣を変えます．

# 低血圧

朝が苦手，だるい

## 四物血行散（生薬製剤）

低血圧で，からだがだるい方にお勧めです．低血圧の随伴症状で日常生活に支障をきたす時に飲んでみます．

四物湯＋茯苓，白朮

### ワンポイントアドバイス

女性に多い低血圧で「立ちくらみ」「からだがだるい」「めまい」「朝が起きられない」など，日常生活に支障をきたす時にお勧めです．四物湯㉑がすっぽり入っているので貧血に伴う全身倦怠や，婦人科諸疾患にも有効です．茯苓，白朮が水のアンバランスを改善，胃腸の働きも整えます，顔色が悪くめまいがある方にもお勧めです．

## コラム　連珠飲と柴胡桂枝湯⑩

連珠飲は，苓桂朮甘湯㊴と四物湯(71)を合わせた処方です．医療用では２つを合わせて飲みますが，OTC ではルビーナというカタカナ名で 1974 年から販売されています．2007 年に漢方製剤であることを強調し，金色の枠に赤い色のきれいなパッケージになりました．更年期障害による冷え症やのぼせ，めまいなどの症状を改善する効果があり，よくお勧めしていました．患者さんから顔色が良くなった，化粧のノリが良くなったと感謝されました．今なら，四物湯(71)がすっぽり入っているので，お肌がしっとりしますよ，などと説明できます．新見正則先生の外来を見学した時，最初に出された煎じの漢方薬が連珠飲でした．美味しく飲みやすく，それ以来，ほぼ毎日飲む漢方薬です．顔色が良くなり，むくみを感じなくなったと思います．

もう１つ好きな漢方薬が柴胡桂枝湯⑩です．自分ではあまり飲みませんが，いつも携帯してよくお勧めします．ある漢方の勉強会に行った時に出てきた柴胡桂枝湯⑩の症例が，風邪をひくとすぐにおなかの調子が悪くなる私の家族の症状によく似ていたので試してみると，とてもよく効いたのです．それから口訣や症例を，似たような患者さんに試してみるようになりました．これが網羅されているのがモダン・カンポウです．2019 年９月，上海から帰国後，めずらしく下痢が１週間続いてスッキリおさまりません．『鉄則モダン・カンポウ』にしたがい柴胡桂枝湯⑩を２日間服用してスッキリ．治る時期だったかもしれませんが，やはりモダン・カンポウの鉄則通り，どんな訴えでも柴胡桂枝湯⑩と実感！　（中山）

# 動悸

ファーストチョイス

セカンドチョイス

## ワンポイントアドバイス

六神丸(ろくしんがん)は，古く中国から日本に伝わり，改良が加えられ多くの製薬メーカーで製造されていますが，その処方は少しずつ異なっています．救心(きゅうしん)も六神丸(ろくしんがん)から派生した生薬製剤です．主成分の蟾酥(せんそ)は，シナヒキガエルの耳腺の分泌物を集めたもので，鎮痛，強心，排毒剤です．生薬を配合した，ロングセラー医薬品は，安心感もあり，今でも使われています．

動物生薬を複数含む生薬製剤

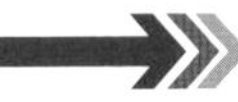

## 六神丸（生薬製剤）

蟾酥や牛黄などの動物生薬を含む生薬強心剤で，動悸や息切れにすぐれた効きめを現します．

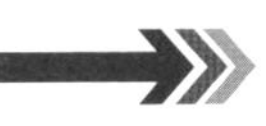

## 救心（生薬製剤）

日常生活のいろいろな場面で，動悸・息切れ・気つけでつらい思いをされた方，我慢している方に有効です．

動物生薬を複数含む生薬製剤

### ワンポイントアドバイス

和漢で使われる動物生薬には消風散㉒に含まれる蟬退（セミの抜け殻），猪苓湯㊵や温経湯(106)に含まれる阿膠（ゼラチン），そして柴胡加竜骨牡蛎湯⑫に含まれる牡蛎（カキの殻）と竜骨（巨大動物の化石化した骨）などがあります．蟾酥・牛黄・鹿茸末・羚羊角末・真珠・動物胆などの動物生薬を滋養強壮剤などに今もふんだんに使います．

# 頻尿・排尿困難・1

トイレの回数が多い

むくみ・腰痛

## ワンポイントアドバイス

年齢を重ねると，若い頃とは異なる体調変化を感じます．そんなすべての症状をできる限りよくする処方が牛車腎気丸(ごしゃじんきがん)⑩⑦です．これから生薬を２つ（牛膝(ごしつ)と車前子(しゃぜんし)）抜いたのが八味地黄丸(はちみじおうがん)❼で，ほぼ同じです．頻尿は，若い頃のようには戻りません．夜尿が１回でも減れば熟睡感が増し元気になります．少し控えめな目標にすると効果を実感しやすくなります．

腎虚の基本処方

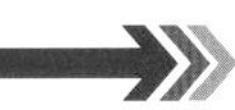

## 八味地黄丸 ❼

頻尿に限らず，初老期のいろいろな訴え，下肢のしびれや痛み，精力気力の低下，難聴，めまい，耳鳴り，インポテンツなどの訴えに有効です

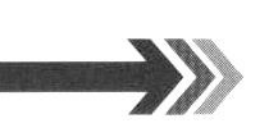

## 牛車腎気丸 ⑩⑦

牛車腎気丸⑩⑦は，八味地黄丸❼に牛膝と車前子を加えた処方です．牛膝と車前子は利尿効果があり，足のむくみがあれば牛車腎気丸⑩⑦を優先します．

牛膝と車前子を加えた八味丸



### ワンポイントアドバイス

漢方は生薬の足し算で，その組み合わせの妙で，いろいろな症状に対応が可能となります．その中で，1つの生薬がその方向性を決めることがあります．車前子があれば，泌尿器の症状によく使われると推察できます．車前子を含む，牛車腎気丸⑩⑦，五淋散56，清心蓮子飲⑪，竜胆瀉肝湯76は，全て泌尿器の不調に使用される代表的な処方です．

# 頻尿・排尿困難・2

元気

胃腸の弱い方

**ワンポイントアドバイス**

竜胆瀉肝湯(りゅうたんしゃかんとう)76はがっちりタイプ向けの泌尿器疾患の漢方薬です．八味地黄丸(はちみじおうがん)7や牛車腎気丸(ごしゃじんきがん)107は漢方的に腎虚(じんきょ)と呼ばれる初老期の諸々の訴えに効きます．いわゆるアンチエイジングの漢方薬です．初老期ではない人には竜胆瀉肝湯(りゅうたんしゃかんとう)76となります．また，地黄(じおう)が胃に障り八味地黄丸(はちみじおうがん)7や牛車腎気丸(ごしゃじんきがん)107が合わない人には清心蓮子飲(せいしんれんしいん)111を勧めます．

山梔子と黄芩を含む漢方薬

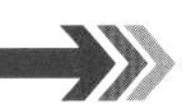

## 竜胆瀉肝湯 76

初老期までいかない，あるいは年齢的には初老期だがとっても元気といった方に．主に下半身，とくに泌尿器，生殖器，肛門などの悩みに有効です．

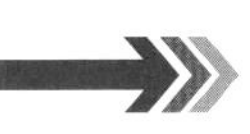

## 清心蓮子飲 111

牛車腎気丸107の地黄で胃がムカムカする弱々しい方用です．元気を出す人参と黄耆を含んでいます．気力体力を増しながら，泌尿器症状をぼつぼつと改善するイメージです．

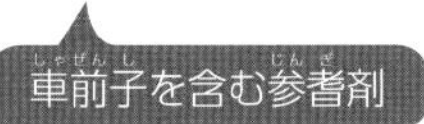




### ワンポイントアドバイス

竜胆瀉肝湯76の主薬は竜胆で，抗炎症作用や熱を冷ます作用，かゆみを除く作用がありますが苦味が強い生薬です．車前子が入っているので泌尿器の症状に使われます．さらに，熱を冷ますイメージの地黄，黄芩も含まれています．排尿痛や，陰部の灼熱感や，陰部の湿疹，陰部のかゆみや，女性の黄色い帯下（おりもの）にも効果があります．

# 膀胱炎

ファーストチョイス

排尿痛

頻尿・尿意切迫感

## ワンポイントアドバイス

膀胱炎が頻回の場合は，原因の解決を泌尿器科の先生にお願いします．原因は尿道や膀胱への雑菌の侵入で，菌が侵入・増殖しやすい生活習慣を見直すことも重要です．便の拭き方，性交渉などの問題を解決すれば膀胱炎の頻度が減ることもあります．医療機関がお休みなどで抗菌薬を飲めない時は，猪苓湯(ちょれいとう)㊵が重宝します．

阿膠と滑石を含む利水剤

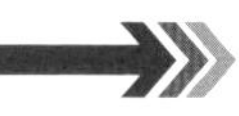

## 猪苓湯 40

膀胱炎の第一選択は抗菌薬です．医療機関がお休みの時は飲水量を増やして猪苓湯40で対処します．阿膠配合で，止血効果も期待できます．

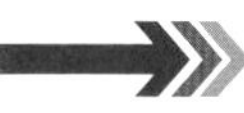

## 竜胆瀉肝湯 76

排尿痛や尿道の灼熱感に．竜胆は熱感を冷ます作用があり，黄芩とともに，自律神経の過亢進を抑制します．車前子を含む生薬は泌尿器系に有効です．

山梔子と黄芩を含む漢方薬

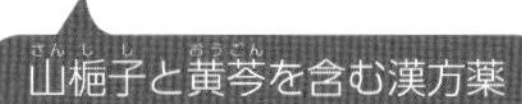

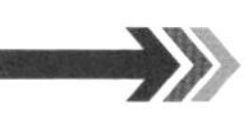

## 五淋散 56

五淋散56は 11 種類の生薬を配合し茯苓と沢瀉を含む利水剤です．よって，排尿痛，残尿感，頻尿など，膀胱の炎症が引き起こす症状に効きます．

車前子と山梔子を含む利水剤

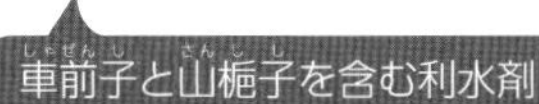

### ワンポイントアドバイス

五淋とは，東洋医学で 5 つの尿路にまつわる症状を意味します．石淋：尿路結石に伴う排尿障害，気淋：ストレスなどによる神経性の排尿障害，膏淋：コメのとぎ汁のようなにごった尿の状態，労淋：疲れによって起こる慢性の排尿障害，血淋：血液が混じる尿の状態．地黄で胃もたれする人には清心蓮子飲111をお勧めします．

# 頭痛・1

ファーストチョイス

肩こり

高血圧・高齢者

## ワンポイントアドバイス

漢方は味が大切で呉茱萸湯㉛は結構苦いです．最初から呉茱萸湯㉛は苦いと説明しておきます．知っていれば苦味も少し我慢できるようです．生薬の味も効果を作用します．是非どんな味か試してみて下さい．呉茱萸は温めて痛みを鎮める生薬です．呉茱萸湯㉛に含まれる生姜と大棗は，昔は調味料として家庭に常備されていました．今も使われます．

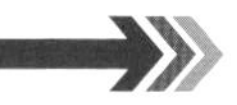

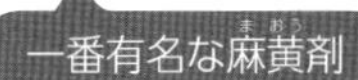

### 呉茱萸湯 ❸❶

ズキズキする頭痛がある方，頭頂もしくは側頭部が痛むという方，吐き気，嘔吐を伴う方，冷えると頭が痛むという方に有効です．偏頭痛にも．

呉茱萸と人参を含む漢方薬

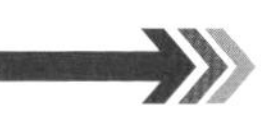

### 葛根湯 ❶

葛根湯❶や麻黄湯㉗には麻黄が入っています．麻黄が含まれていればどれも鎮痛効果が期待できます．まず頓服で試しましょう．肩こりから始まる頭痛は楽になります．

一番有名な麻黄剤

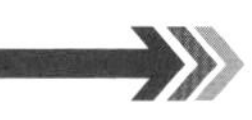

### 釣藤散 ㊼

血圧の高い方におすすめです．高齢者のめまいや頭痛に試す価値があります．名前の由来となっている釣藤鈎が大切な生薬です．首筋が重い人に効きます．

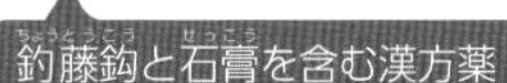

釣藤鈎と石膏を含む漢方薬

**ワンポイントアドバイス**

祖母が，「頭痛，肩こり，葛根湯❶」とおまじないのように言って，頭痛や肩こりの時に葛根湯❶を飲んでいました．葛根は，特に項背部のこわばりによく効きます．風邪の時の葛根湯❶が余ったら，肩や首筋がこわばって，頭が痛いような時に，お湯に溶かしてお茶がわりにと伝えておくと，ときどき患者さんから良い報告があります．

# 頭痛・2

子ども

生理時

## ワンポイントアドバイス

頭痛の原因はさまざまです．漢方では西洋薬の降圧薬のように血圧を下げませんが，血圧が高いことによって起こる頭痛に釣藤散㊼は有効です．水のアンバランスが原因の頭痛には五苓散⑰，冷えが原因の頭痛には葛根湯❶や呉茱萸湯㉛も効きます．女性の生理周期に伴って起こる頭痛には当帰芍薬散㉓が有効です．お子さんには五苓散⑰です．

子どもには五苓散⑰と麻黄湯㉗と小建中湯(99)

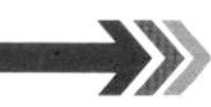

## 五苓散 ⑰

西洋医学的に異常がないお子さんの頭痛には漢方薬もお勧めです．子どもに限らず雨の日の頭痛，台風（低気圧）に伴なう頭痛にも効きます．

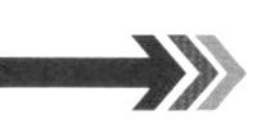

## 当帰芍薬散 ㉓

当帰芍薬散㉓は，瘀血（古血の溜まり）を取り除き，代謝を改善して水のアンバランスを是正します．生理に関連した頭痛に有効です．

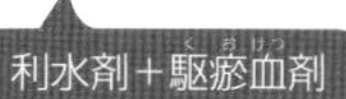




### ワンポイントアドバイス

茯苓，朮，沢瀉，猪苓，半夏，防已を２つ以上含むと利水剤に分類できます．五苓散⑰（蒼朮，猪苓，沢瀉）をはじめ，釣藤散㊼（半夏，茯苓），当帰芍薬散㉓（茯苓，蒼朮，沢瀉）も利水剤です．水のアンバランスが原因で起こる頭痛は多いなと思います．連珠飲（苓桂朮甘湯㊴＋四物湯(71)）や半夏白朮天麻湯㊲も利水剤で頭痛に効果があります．

# ストレス

のどがつかえる

夜中に目覚める

悪夢

## ワンポイントアドバイス

柴胡加竜骨牡蛎湯⓬は，小柴胡湯❾から甘草を除き，鎮静作用がある竜骨や牡蛎，茯苓，桂皮，大黄を加えた処方です．原典の傷寒論では鉛丹と大黄が含まれています．鉛丹は金属中毒の心配があり今は使用しません．ツムラ製品は大黄を除いた処方で使いやすいです．大黄は内部の気を巡らし，消炎かつ鎮静の効能があります．便秘があるか確認します．

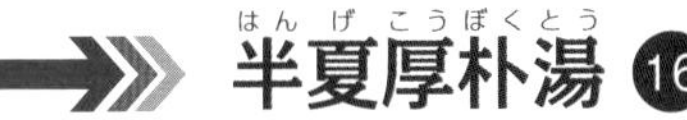


## 半夏厚朴湯 ⓰

嫌だなと思うと，のどに何かつまった感じがする方，ついせき払いをしてしまうという方，ストレスをためやすい方に．

## 桂枝加竜骨牡蛎湯 ㉖

胃腸が弱い方におすすめの桂枝湯㊺に竜骨と牡蛎が加わった処方で，ストレスで食欲がなくなる方にお勧めです．ちょっとしたことで怒ってしまう方にも有効です．

竜骨と牡蛎を含む桂枝湯㊺

## 柴胡加竜骨牡蛎湯 ⓬

一見温厚そうですが，怒りをうちにためているような人向けです．サラリーマンに多く，悪夢，仕事の夢を見たり，ウツウツとした方に有効です．

竜骨と牡蛎を含む柴胡剤

### ワンポイントアドバイス

竜骨は，竜の骨ではなく大型哺乳動物（鹿，象，牛など）の化石化した骨で，炭酸カルシウムから成ります．中枢神経抑制作用があるといわれ，不安神経症や不眠に牡蛎とともに用いられます．桂枝加竜骨牡蛎湯㉖と柴胡加竜骨牡蛎湯⓬に配合されています．牡蛎は，カキの貝殻を焼成してから粉砕し，粉にして使います．

# よく眠れない・1

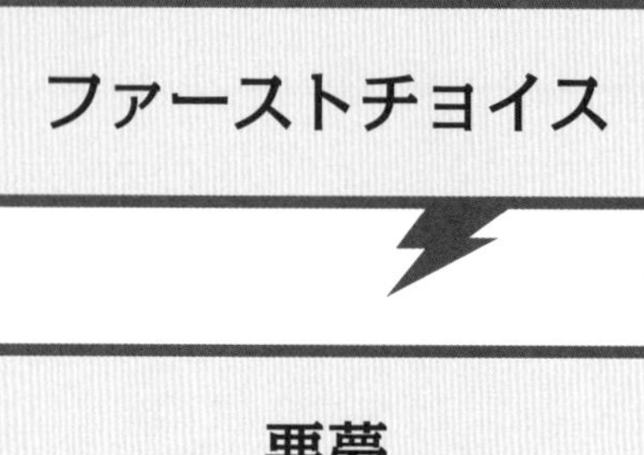


華奢

**ワンポイントアドバイス**

高齢者を中心に不眠の訴えは非常に多いです．ベンゾジアゼピン系薬剤は，依存の問題で長期連用を避けることが望まれます．夜間転倒のリスクや翌日への持越し効果による日中の眠気など副反応も懸念されます．睡眠薬はできる限り控えるべきです．漢方には依存症状も離脱症状も出ませんし，不眠に付随する冷えや疲れ，めまいなどの症状も改善します．

牡丹皮と山梔子を含む柴胡剤

## 加味逍遙散（かみしょうようさん） 24

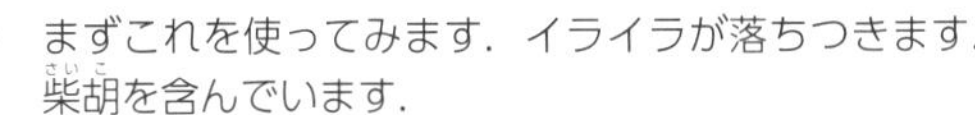

まずこれを使ってみます．イライラが落ちつきます．柴胡を含んでいます．

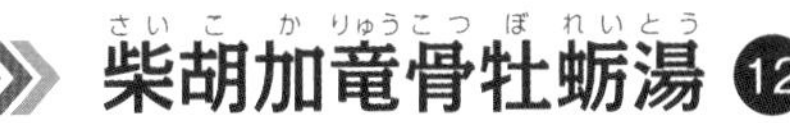

## 柴胡加竜骨牡蛎湯（さいこかりゅうこつぼれいとう） 12

気持ちが鎮まります．がっちりタイプ用といわれていますが，弱々しい方にも使用可能です．

竜骨と牡蛎を含む柴胡剤

## 加味帰脾湯（かみきひとう） 137

元来胃腸の弱い虚弱体質で血色の悪い人が貧血や心身の過労によって，精神不安や神経症，不眠症をおこした時に．快眠作用のある酸棗仁が含まれます．

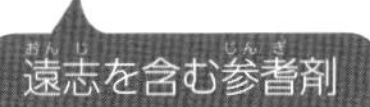


### ワンポイントアドバイス

不眠は，その原因を取り除く事が重要です．ストレスはもちろんですが，痛みやかゆみを伴う疾患，咳や喘息などの呼吸器疾患，夜間頻尿，ウツウツ気分なども不眠の原因です．そんな症状に対応できる漢方薬を上手に選んで試してみます．服用している薬や，アルコール，カフェイン，ニコチンなども原因となります．コミュニケーションが大切です．

# よく眠れない・2

心身ともに疲れる

神経がたかぶる

## ワンポイントアドバイス

酸棗仁は，サネブトナツメの種子です．仁は，種の中の種で，桃の種を割ると中にアーモンドのような種があるのですが，それが仁です．桃仁，杏仁などがあります．酸棗仁は，不眠によく使われます．酸棗仁湯(103)，加味帰脾湯(137)，帰脾湯(65)，加味温胆湯（漢方製剤），温胆湯（漢方製剤）に配合され，それぞれ不眠を訴える時に使用します．

酸棗仁と知母を含む漢方薬

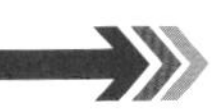

## 酸棗仁湯 103

神経がたかぶって眠れないときに有効です．睡眠のリズムを整えて自然な眠りに近づけるとともに，ストレスなどによる不安や緊張を和らげます．

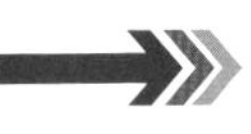

## 抑肝散 54

抑肝散54は，興奮状態で，神経質な人の場合に有効です．寝付きが悪い場合も中途覚醒が多い場合にも有効なことがあります．

釣藤鈎と柴胡を含む漢方薬



### ワンポイントアドバイス

黄連解毒湯15や柴胡桂枝乾姜湯11なども眠れないときに頓服で使います．黄連解毒湯15は，二日酔いの時によく使いますが，黄連と山梔子が，精神的にキレやすい状態に効きます．柴胡桂枝乾姜湯11は，体を温める乾姜が入った冷え症向きの柴胡剤です．女性には加味逍遙散24を用いられることが多く，子どもの夜泣き，不眠には抑肝散54が多用されます．

# 腰痛・1

ファーストチョイス

慢性の腰痛

## ワンポイントアドバイス

疎経活血湯㊸は17種の生薬からなり，徐々に効いてくるイメージですが，合っている方は即効性があるようです．思ったより早く効果が出たと報告されることもあり，麻黄が入っていないので，胃腸虚弱の方も服用できます．甘草も少なく，長期服用も安心です．四物湯㊹がすっぽり入っていて，栄養状態が悪く，疲労状態で発症した腰痛にお勧めです．

桃仁と朮を含む四物湯71

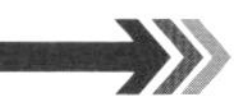

## 疎経活血湯 53

どんな腰痛にも，腰痛だけが訴えであれば結構有効です．神経痛，関節痛，筋肉痛にも有効です．栄養を補い，血行を促すことで，しびれのある痛みを改善します．

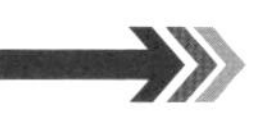

## 牛車腎気丸 107

しびれ，足の裏の違和感，足腰の冷えがあるときにはこれをトライ．附子が体全体を温めます．八味地黄丸7に牛膝と車前子を加えた処方です．

牛膝と車前子を加えた八味丸



### ワンポイントアドバイス

店頭では，日頃その患者さんがどんな薬をご購入されるか，観察することも重要です．よく，湿布などの貼り薬と腰痛に効果があるといわれるビタミン剤，鎮痛薬を一緒にご購入される方は，慢性の腰痛の方が多いです．使っていれば少しはいいという程度でしたら，漢方をお勧めするチャンスです．疎経活血湯53はファーストチョイスです．

# 腰痛・2

のぼせて便秘気味

急な痛み

## ワンポイントアドバイス

便秘も腰痛の原因になります．私の家族は，腰痛になると，そういえば最近便秘気味だったと振り返っています．便秘が悪化して大腸内に多量の硬い便が貯留すれば，隣接している筋肉・神経は圧迫され，腰痛が出ることがあるといわれています．桃核承気湯(とうかくじょうきとう)61は，便秘を改善しながら腰痛に効果があり，一石二鳥でお勧めです．

大黄と芒硝を含む（承気湯）駆瘀血剤

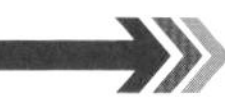

## 桃核承気湯 ❻❶

大黄甘草湯❽❹に芒硝を加えたものが調胃承気湯❼❹，それに桂皮と桃仁を加えたものは桃核承気湯❻❶．大黄が余分な熱を下げつつ血をめぐらせます．

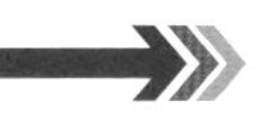

## 芍薬甘草湯 ❻❽

生薬が２つなので，頓服で飲めばけいれんや痛みを速やかに取り去ります．

芍薬と甘草２味の漢方薬



### ワンポイントアドバイス

芍薬甘草湯❻❽は芍薬と甘草のみです.「味」は生薬の数を意味し,「2味」とは生薬2つのことです. 構成生薬の少ない薬はすぐに効きますが, 継続すると効きが悪くなることもあるといわれます. 基本的な処方を服用していて, 痛みがひどい時に芍薬甘草湯❻❽を頓服で服用することもあります. どんな腰痛でも試してみます. とにかく効き目が早く服用後5分ほどで効果が現れます.

# 神経痛・関節痛・1

膝痛

あちこち痛む

**ワンポイントアドバイス**

咳止めの麻杏甘石湯55の石膏を薏苡仁に変えたものが痛み止めの麻杏薏甘湯78です．石膏が咳を止めるのに重要な働きをしているとわかります．麻杏薏甘湯78の効能・効果は，関節痛，神経痛，筋肉痛，いぼ，手足のあれ（手足の湿疹・皮膚炎）です．石膏は冷やすイメージの生薬で，発汗を期待するときには使用しません．

黄耆を含む利水剤

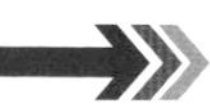

## 防已黄耆湯 20

膝の痛みにはまずこれを試します．少しやせるだけで膝の悲鳴も少なくなります．水太りの人に，やせることも少々期待して防已黄耆湯20を試します．

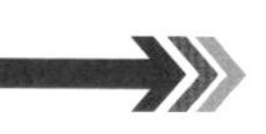

## 麻杏薏甘湯 78

麻黄と薏苡仁，甘草が共通する関連処方の薏苡仁湯52より初期の関節痛に適します．水がたまって痛むようなイメージの神経痛・関節痛の痛みを和らげます．

麻黄と薏苡仁を含む漢方薬



**ワンポイントアドバイス**

痛み止めの効果を持つ生薬は多数ありますが，麻黄と附子が大切です．麻黄と附子を含む麻黄附子細辛湯127が頻用されます．越婢加朮湯28は麻黄が最大量の麻黄剤です．交感神経系刺激作用のある麻黄を使用できないときは，附子剤で対応します．西洋薬の痛み止めのNSAIDsやリリカ，トラムセット配合錠で効かない時にも有効なことがあります．

# 神経痛・関節痛・2

麻黄が飲めない

しびれ

## ワンポイントアドバイス

漢方の痛み止めは，麻黄と附子がよく効きます．麻黄が飲めない弱々しい人には桂枝湯㊺がベースの漢方薬がお勧めです．桂枝加朮附湯⑱は，附子剤です．水のアンバランスを改善する蒼朮も入っています．さらに，茯苓を加えたものが桂枝加苓朮附湯（クラシエ⑱）です．苓桂朮甘湯㊴がすっぽり入りますが，効果に変わりはないようです．

附子と朮を含む桂枝湯45

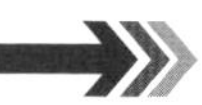

## 桂枝加朮附湯 18

麻黄を含まない痛み止めです．明らかに弱々しい方に．桂枝湯45に蒼朮と附子が加わった処方です．もとが桂枝湯45なので胃に優しいという利点もあり使いやすい処方です．

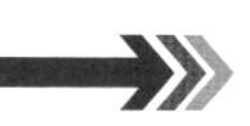

## 疎経活血湯 53

麻黄を含まない痛み止めです．疲労状態で発症した痛みによく効きます．神経痛，関節痛に加えて，腰痛，筋肉痛にも有効です．

桃仁と朮を含む四物湯71

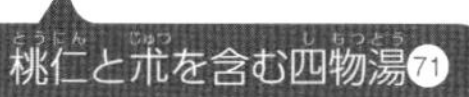

風邪 消化器 循環器 泌尿器 精神・神経 運動器 女性 耳鼻・咽喉 皮膚 高齢者 子ども その他

### ワンポイントアドバイス

疎経活血湯53は，痛みによく効く麻黄も附子も入っていませんが，防已など鎮痛効果のある生薬が入っています．構成生薬数も 17 種類と多いですが，即効性があるという方も多いです．当帰・芍薬・川芎・地黄があり四物湯71類，桃仁・当帰があるので駆瘀血剤，茯苓・蒼朮・防已があるので利水剤にも分類され，痛みやむくみや栄養不足を改善します．

# 女性の 3 大処方

足腰が冷えてむくむ

足は冷えても
顔はのぼせる

更年期の
ファーストチョイス

## ワンポイントアドバイス

この 3 処方は，女性の基本処方です．色白でやせ型は当帰芍薬散㉓，がっちりタイプは桂枝茯苓丸㉕，症状が変わる方は加味逍遙散㉔と使い分けます．生理痛，更年期障害，不妊の悩み，イライラや便秘など，さまざまな女性の悩みに有効です．自分に合う処方を見つけ，少しでもいい感じがしたら，少なくとも 1 ヵ月くらい続けてみます．

利水剤＋駆瘀血剤

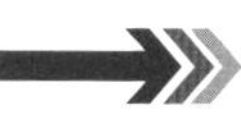

## 当帰芍薬散 ㉓

水分代謝が悪くて足腰が冷えてむくみがちの方にお勧めです．血行を改善してからだを温め水分代謝を改善します．ホルモンや自律神経のバランスも整えます．

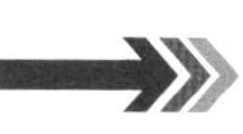

## 桂枝茯苓丸 ㉕

上半身はのぼせ，下半身は冷えるという，いわゆる冷えのぼせの状態に，からだ全体を温めてよく効きます．赤ら顔でガッチリしたタイプです．

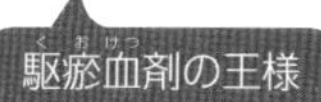


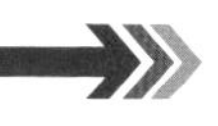

## 加味逍遙散 ㉔

ホットフラッシュ，顔が熱くて手足が冷たい時にはさらに有効です．精神的なストレスで冷えが悪化します．とにかくいろいろな訴えがあるような方です．

牡丹皮と山梔子を加えた逍遙散

### ワンポイントアドバイス

生理痛にも有効です．桂枝茯苓丸㉕は生理が始まる前から痛む方，当帰芍薬散㉓は生理後半に痛む方によく効くと言われています．桂枝茯苓丸㉕タイプでは，顔色や唇の色が暗紫色，冷えのぼせ，あざやシミができやすい，経血に血の塊が混じるのも特徴です．生理痛が激しいときは，芍薬甘草湯㊳を頓服で足します．

# 生理不順

生理の周期が長い

生理の周期が短い

イライラで
生理の周期が不安定

## ワンポイントアドバイス

生理不順の原因はさまざまですが生理周期が安定しないことは大きなストレスとなるので改善したいものです．生理痛が気にならない方は，四物湯(71)や温清飲(57)，貧血気味の場合は当帰芍薬散(23)や四物湯(71)，のぼせがあれば桂枝茯苓丸(25)や温清飲(57)がお勧めです．生理不順以外につらい症状があれば，そちらを優先します．

血虚（貧血・栄養障害）に対する基本処方

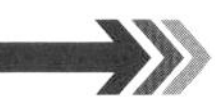

## 四物湯 71

当帰，川芎，地黄，芍薬の 4 つの生薬から成る処方です．貧血様の症状を改善して血のめぐりをよくするイメージです．胃腸が弱い方は地黄が胃に障ります．

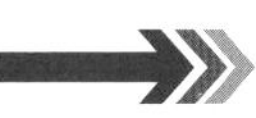

## 温清飲 57

温と清の働きがあることから温清飲57と呼ばれています．体を冷やすことなくのぼせ状態を改善します．

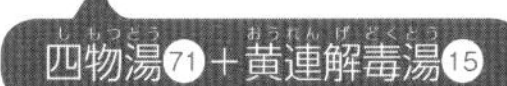


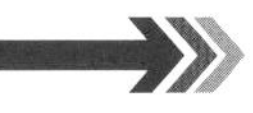

## 加味逍遙散 24

当帰芍薬散23，桂枝茯苓丸25，加味逍遙散24のどれも生理周期を整えてくれることがあります．そんな時に漢方は効いていると実感します．イライラが強い時は加味逍遙散24で．

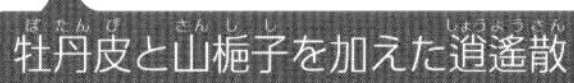


### ワンポイントアドバイス

瘀血という概念は漢方には重要です．精一杯現代用語に訳して「古血の溜まり」としています．捻挫をすると皮膚が青くなる場合や，生理の経血が黒い時など，すべて瘀血として対処しました．そんな瘀血を治す漢方薬が駆瘀血剤です．駆瘀血剤は，①桃仁，牡丹皮，紅花，大黄，当帰の 2 つ以上を含む，または，②当帰を含んで地黄を含みません．

# 更年期の症状・1

ファーストチョイス

貧血気味で
動悸息切れがある

ワンポイントアドバイス

更年期とは，一般に閉経前後の約 10 年を指します．体内のホルモンバランスが変わるのに伴って，さまざまな不定愁訴となります．ちょっとしたことですぐにイライラしたり，気分が落ち込んだり，無気力になったりという精神症状を呈することも多いです．いずれ更年期の時期は終わりますが，漢方で，このつらい時期を上手に乗り越えましょう．

不定愁訴のファーストチョイス

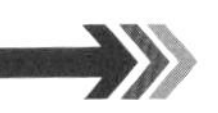

## 加味逍遙散 ㉔

どんな更年期の症状にも，まず，これを．あえていうなら，イライラして相談をしている最中に訴えが変わるようなタイプです．いつも不満を探しているような方向けです．

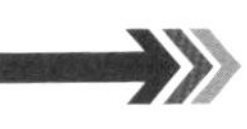

## 柴胡桂枝乾姜湯 ⑪

柴胡と黄芩を中心とする柴胡剤の 1 つで，貧血気味で最も虚弱な人にお勧めできます．乾姜が強く温めるため普段から冷え症で加味逍遙散㉔など定番の処方が効かなかった時にも．

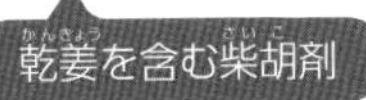


### ワンポイントアドバイス

肩がこり疲れやすいから始まり，生理がいつ来るかわからず不安でイライラする．そして子どものお迎えが大変．加味逍遙散㉔で間違えないとお勧めしましたが，「そんな歳ではないわよ！」と叱られました．30 代の方でした．加味逍遙散㉔＝更年期とのイメージが強いようです．今ならもう少し上手に説明できます．女性のイメージが強く，男性にも同様です．

# 更年期の症状・2

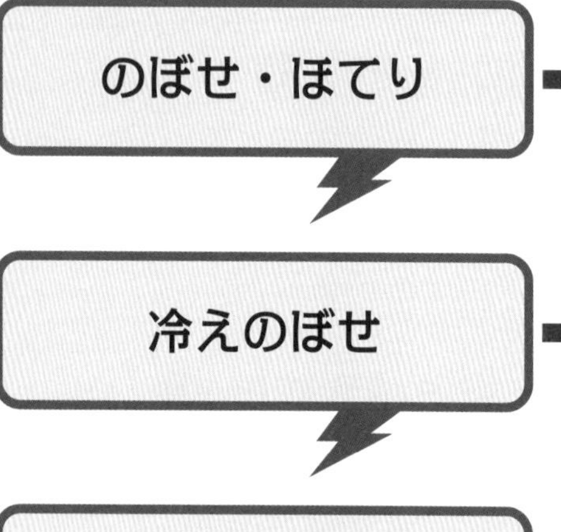


**ワンポイントアドバイス**

六味丸87は地黄剤です．地黄は強壮剤で男性にお勧めです．さらに，山茱萸・牡丹皮を含み，六味丸類に分類されます．ほてりやのぼせ，年齢のせいかなと思うような症状が出てきた方にお勧めです．六味地黄丸とも言われます．手足の冷えがある場合は，温める生薬の附子と桂枝を加えた八味地黄丸7や牛車腎気丸107を試してみます．

附子を含まない八味丸のイメージ

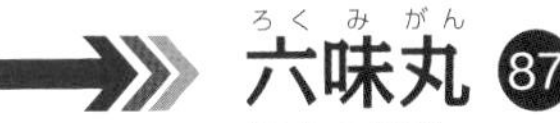

## 六味丸 ㊲

八味地黄丸⑦に似ていますが，附子がないのでほてりがあり手足の冷えがないときに使います．男性の更年期にもおすすめです．

## 桂枝茯苓丸 ㉕

典型的ながっちりタイプ向け．のぼせと足冷えがあります．

駆瘀血剤の王様

## 柴胡加竜骨牡蛎湯 ⑫

ドキドキ，ハラハラ，イライラしているタイプです．大黄がなければ，実は，虚弱な人にもけっこう有効です．更年期になって怒りっぽくなったかなという方に有効です．

竜骨と牡蛎を含む柴胡剤

### ワンポイントアドバイス

柴胡加竜骨牡蛎湯⑫の構成生薬は，柴胡 5，半夏 4，茯苓 3，桂皮 3，大棗 2.5，人参 2.5，竜骨 2.5，牡蛎 2.5，生姜 0.5～1，大黄 1，黄芩 2.5，甘草 2 以内（一般用漢方製剤製造販売承認基準）ですが，大黄，黄芩，甘草のない場合も認められています．大黄は瀉下作用があります．ツムラは大黄を含みません．大黄が必要かどうかでメーカーを選びます．

# 加味逍遙散㉔が無効・1

とてもがっちりした方

ややがっちりした方

**ワンポイントアドバイス**

更年期では，エストロゲンの分泌の低下や，精神的ストレスで自律神経の乱れが出ることがあり，更年期になり便秘になった，便秘がひどくなったという方がいます．桃核承気湯㉑はそんな方にお勧めです．逆に，軟便下痢気味になる方には，大黄配合剤は注意が必要です．便秘をしていない場合は，桂枝茯苓丸㉕を使います．

大黄と芒硝（承気湯類）を含む駆瘀血剤

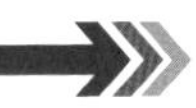

## 桃核承気湯 61

便秘気味で快便を促すとともに気分が晴れて，いろいろな婦人科疾患が治ります．虚弱な場合は腹痛が生じることがあります．大黄と芒硝を含むので承気湯と呼ばれます．

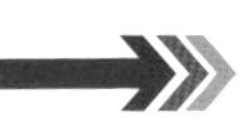

## 桂枝茯苓丸 25

いわゆる冷えのぼせの症状がある，ややがっちりしている方向きですが，弱々しい方が服用しても副作用などは何も起きません．

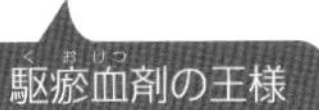


### ワンポイントアドバイス

桃核承気湯61や桂枝茯苓丸25を飲んで効果があった場合には，古血が溜まっていた（瘀血）と考えます．手足は冷たいのに顔や頭はのぼせる，肩こりや腰痛がある，生理痛がある，頭痛になりやすい，シミやクマ，そばかすが気になる，顔色がくすんでいる，足に青い静脈の塊が見える，あざができやすいなどの症状がよく見られます．

# 加味逍遙散㉔が無効・2

弱々しい人

動悸やふらつきがある

**ワンポイントアドバイス**

当帰芍薬散㉓, 加味逍遙散㉔, 桂枝茯苓丸㉕が婦人科の3大頻用処方です. まず試しに服用していただきます. 効かなくても特別副作用はありません. 加味逍遙散㉔が更年期の症状の第一選択薬ですので, それ以外は当帰芍薬散㉓と桂枝茯苓丸㉕でカバーするイメージです. 更年期になる前から自分に合った処方がある方は, まずそれから試してみます.

利水剤＋駆瘀血剤

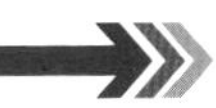

## 当帰芍薬散 ㉓

婦人科疾患の第一選択薬です．特に生理，出産，妊娠に関するどんな訴えにも著効する可能性が高い漢方薬です．

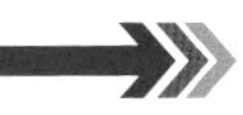

## 連珠飲（漢方製剤）

血のめぐりをよくしてからだを温め，水分代謝や乱れた自律神経のはたらきを整えて体全体のバランスを整えます．のぼせや冷え症，めまいなど更年期のさまざまな症状に．

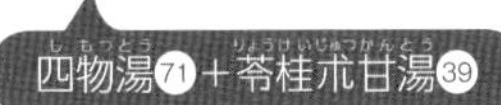




### ワンポイントアドバイス

連珠飲は，医療用のエキス剤にはありませんが，一般用医薬品として購入できます．連珠飲は，四物湯合苓桂朮甘湯のことです．合とは合わせるという意味です．医療用のエキス剤では，四物湯71と苓桂朮甘湯39を合わせて服用します．漢方には相性の良い組み合わせが処方になったものがあります．生薬の組み合わせが理解できると選択の幅が広がります．

# めまい・1

ファーストチョイス

高齢者

## ワンポイントアドバイス

めまいを訴える方には，必ず西洋医学的診断を受けていただきます．脳腫瘍をはじめ，いろいろな病気が隠れていることがあります．西洋医学的に問題がなく治療も必要がないことを確認した上で，なんとなくめまいがする方に，漢方処方を試していただきます．保健薬的に，ちょっと飲んでおいたら得かなと気軽に飲む方のほうが効いたといいます．

茯苓と朮を含む利水剤

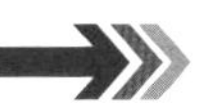

## 苓桂朮甘湯 ㊴

立ちくらみや浮遊感に有効です．また，ぐるぐる回転するような，回転性のめまいにも有効です．耳鳴りにも有効で，めまいのファーストチョイスです．

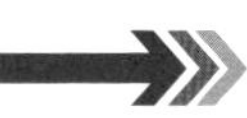

## 釣藤散 ㊼

高齢者のめまいには苓桂朮甘湯㊴よりも釣藤散㊼が有効なようです．脳内の血液循環の改善をし，耳鳴りにも効果が認められます．

釣藤鈎と石膏を含む漢方薬



### ワンポイントアドバイス

漢方ではめまいは主に水のアンバランスが原因で起こると考えます．代謝しきれない余分な水が，頭部で水の循環に影響を及ぼし，めまいや耳鳴りを引き起こします．このようなめまいでは，頭痛，むくみ，尿の異常，下痢などの症状を伴うこともあります．体がふわっとする，地震かと思ったら違った，体が揺れるといった表現をする人もいます．

# めまい・2

女性

貧血・栄養不足

## ワンポイントアドバイス

当帰芍薬散㉓は女性の聖薬といわれ，当芍美人といわれる色白美人が当帰芍薬散㉓のイメージです．当帰を含み地黄を含まず，少し虚弱な方の身体を温めて古血のたまりを改善してくれます．蒼朮・沢瀉・茯苓が体内の水のバランスが悪い状態をとります．めまいや，足腰が冷えてむくみがある方に，男性にもお勧めです．しもやけの効能もあります．

利水剤＋駆瘀血剤

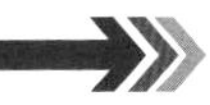

## 当帰芍薬散 23

女性のめまいのファーストチョイス，生理の時に悪化すれば当帰芍薬散23を使います．全身に冷えを訴える女性によく効きます．

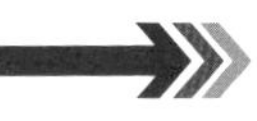

## 連珠飲（漢方製剤）

苓桂朮甘湯39に四物湯71を合わせた処方です．貧血気味で，動悸やめまいがある場合に用いられます．当帰芍薬散23が無効な場合にも．

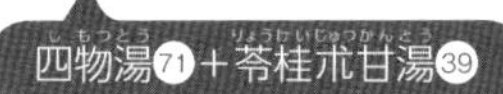




### ワンポイントアドバイス

連珠飲は，貧血様症状を補う四物湯71に，水のアンバランスを改善する苓桂朮甘湯39を合わせたものです．当帰芍薬散23は，この連珠飲から地黄を抜いたイメージで，むくみや冷えなどの症状がある方です．地黄は，合わない方は胃もたれや胸焼けの症状が起こることがあり，連珠飲は食後服用の製品もあります．

# 花粉症

ファーストチョイス

冷え症

鼻づまり

ワンポイントアドバイス

小青竜湯⑲は，手足が冷えやすく，むくみやすい人の，サラサラの鼻水が出るタイプの花粉症に用います．麻黄は，中枢性に集中力を高める効果を持ち，眠くなるという副作用はありませんので，受験生や車の運転をする方にお勧めです．一方，胃腸虚弱な方や血圧が高い方，不眠傾向のある方には注意します．目のかゆみもおさまる人がいます．

甘草乾姜湯を含む麻黄剤

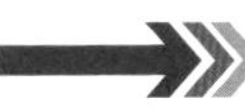

## 小青竜湯 ⓳

花粉症の症状にもまずはこれを試して様子を見ます．OTC には花粉症の効能があります．

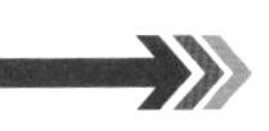

## 麻黄附子細辛湯 127

小青竜湯⓳が効かない時，高齢者の花粉症に．手足の冷たい人のアレルギー性鼻炎に．

一番優しい麻黄剤

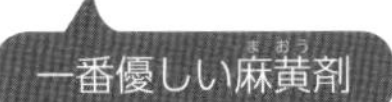

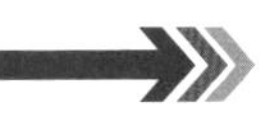

## 葛根湯加川芎辛夷 ❷

急性期の鼻づまりに．鼻粘膜が充血，うっ血している鼻づまりにお勧めです．

川芎と辛夷を加えた葛根湯❶

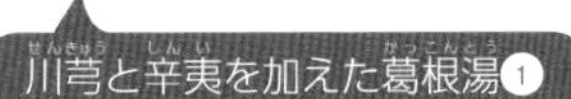

### ワンポイントアドバイス

花粉症は，サラサラの鼻水が出るタイプと，鼻がつまるタイプがあります．葛根湯加川芎辛夷❷は，葛根湯❶をベースに，鼻づまりに効く川芎と辛夷が入って，つまるタイプの花粉症にお勧めです．川芎は，痛みやかゆみを抑える作用と，排膿作用があります．辛夷は，鼻粘膜の腫れをとって，鼻づまりを改善します．

# 急性鼻炎

うすい鼻水，くしゃみ

どんな蓄膿症にも

## ワンポイントアドバイス

鼻炎は，症状や経過によって使い分けることがポイントです．花粉症などで急にサラサラの鼻水がたくさん出て，ティッシュで鼻を抑えるような方に小青竜湯⓳を勧めます．鼻がつまる時には，葛根湯❶に川芎と辛夷を加えた葛根湯加川芎辛夷❷を使います．麻黄剤なので急性期の処方ですが，蓄膿症（副鼻腔炎）で長期に使用することもあります．

甘草乾姜湯を含む麻黄剤

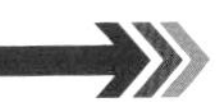

## 小青竜湯 ⑲

熱はないのだけれど，からだが冷えていて，さらさらした透明の鼻水が多く出る時に有効です．痰の多い咳にも有効です．

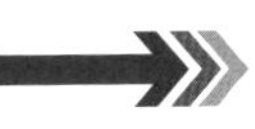

## 葛根湯加川芎辛夷 ❷

まず葛根湯加川芎辛夷❷を試します．西洋医学的な蓄膿症の他，鼻が通らない，鼻汁がのどに流れるなどの「もどき症状」にも OK です．

川芎と辛夷を加えた葛根湯❶



### ワンポイントアドバイス

小青竜湯⑲は，鼻炎の漢方薬として有名ですが，気管支炎や気管支喘息にも使います．麻黄に含まれる交感神経刺激薬のエフェドリン類は，西洋医学の気管支拡張薬と同様の作用を示し，咳やゼイゼイする喘鳴をおさえます．鼻水と同じように，うすい水様のたんを伴います．半夏や五味子，細辛も，咳やアレルギー症状をおさえます．

# 慢性鼻炎

ファーストチョイス

セカンドチョイス

**ワンポイントアドバイス**

ネバネバした粘り気のある黄色い鼻水は，鼻炎が慢性化した症状です．鼻詰まりがさらに悪化すると菌が繁殖し鼻水の色も黄色や緑色に変わっていきます．荊芥連翹湯(けいがいれんぎょうとう)㊿は，慢性鼻炎の代表的な漢方薬で，蓄膿症（副鼻腔炎）や，それに併う中耳炎にも効果的なほか，慢性扁桃炎，にきびにも幅広く有効です．

連翹と柴胡を含む漢方薬

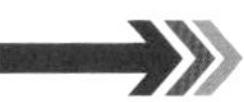

## 荊芥連翹湯 (50)

余分な熱を冷やして追い出すとともに，鼻の通りを良くします．慢性の炎症に効く処方なので扁桃炎やにきびなどにも効果が期待できます．

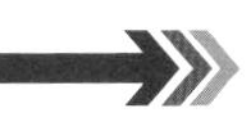

## 辛夷清肺湯 (104)

鼻のまわりに熱感がある時や鼻水がのどに流れ落ちる時に，麻黄は含まない．

辛夷と石膏を含む漢方薬



### ワンポイントアドバイス

葛根湯加川芎辛夷(2)も慢性鼻炎に使いますが麻黄が入っています．麻黄が合わない方は，麻黄の入っていない辛夷清肺湯(104)や荊芥連翹湯(50)を試します．辛夷清肺湯(104)には温める生薬がなく石膏が入っていて，強く冷やすイメージです．辛夷は，美しいこぶしの花のつぼみで，鎮痛作用もあり，頭痛・頭重を伴う鼻炎・蓄膿症（副鼻腔炎）などに効果があります．

# しわがれ声

ファーストチョイス

セカンドチョイス

**ワンポイントアドバイス**

長時間のどを酷使した方，無理な発声で起きる声がれ，タバコの吸い過ぎや，汚れた空気によるのどの不快感などの症状の改善に，お湯に溶いて冷まし，一気に服用するのではなくのどを洗う（うがいする）ように少しずつゆっくりと服用すると効果的です．普段からのどが弱い人や，カラオケの後，のどがガラガラの時など声でお困りのときにも．

桔梗と連翹を含む漢方薬

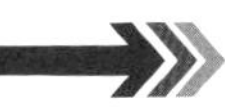

## 響声破笛丸（漢方製剤）

普段からのどが弱い，声の出しすぎや歌いすぎなどでのどの調子が悪く，しわがれ声やのどに不快感がある方，声を酷使するお仕事の方にお勧めです．

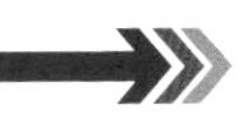

## 麦門冬湯 ㉙

のどの乾燥に，声に艶を出したい時に．

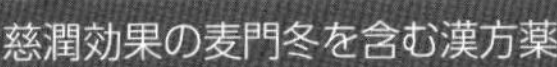


### ワンポイントアドバイス

麦門冬湯㉙は，乾いた咳が長く続いた時によく使われる漢方薬ですが，声がしわがれた時にもよく使います．研修で喋り続けてのどが疲れてきて声がかすれてお水が欲しくなるような時に，麦門冬湯㉙をよく使います．大学生が，百日咳で咳がつらかった時，西洋薬の咳止めよりしわがれ声で飲んでいる麦門冬湯㉙の方がよく効いたと教えてくれました．

# 皮膚のかゆみ

## ファーストチョイス

### 黄連解毒湯 ⓯

皮膚のかゆみに使用します．かなり苦味があります．冷やして飲みます．ともかくかゆみを取ってもらいたいと訴えるときに使います．

瀉心湯（黄芩＋黄連）の王様

**ワンポイントアドバイス**

ともかくかゆみを取りたいときに使います．かゆみが軽減すると皮膚炎も楽になります．子どもでも有効であれば飲みます．かゆい場所を冷たいタオルで冷やすとかゆみは楽になります．黄連解毒湯⓯は，黄連で冷やしてかゆみを楽にするイメージです．温清飲(57)よりも黄連解毒湯⓯の方がかゆみには有効です．麻黄も大黄も含まず継続しても安心です．

## コラム　なんとなく使いにくかった小柴胡湯❾

OTC の漢方薬は，比較的安全な第 2 類医薬品です．薬剤師だけでなく登録販売者も扱えます．要指導医薬品や第 1 類医薬品のように，販売するにあたり，いろいろな制限があったり，販売の記録をつけたりといった決まりもありません．患者さまが，誰にも相談することなくレジで会計をして買っていくことも可能です．つまり，医薬品なので注意が必要であることはもちろんですが，警告や禁忌のような漢方はありません．しかし，1996 年 3 月に，「漢方薬『小柴胡湯』の副作用で死亡者」といった報道がされ，衝撃が走ったことを覚えていて，それ以来，OTC では小柴胡湯❾はなんとなく使いにくいなと感じていました．

私がよく使う柴胡桂枝湯❿は，実は，この小柴胡湯❾に桂枝湯㊺を加えたものです．桂枝湯㊺が加わると，虚証向けの処方になるのですが，小柴胡湯❾がすっぽり入っていることには変わりがありません．柴朴湯96や柴苓湯114も小柴胡湯❾がすっぽり入っていますが，警告なんてありません．そうであれば，小柴胡湯❾を避ける理由はないのです．なんとなく漢方は難しくて苦手意識がある方も，体系的に漢方を学んでみるとこんなことに気づきます．漢方理論や漢方的診断などは放っておいて，多くの患者さまにご紹介することをお勧めします．漢方を少しわかってきた現在は，OTC の小柴胡湯❾も使えるようになりました．

（中山）

# 湿疹・1

## ファーストチョイス

### 十味敗毒湯 ❻

湿疹やじんましんができた時，化膿しかけた初期にまずは試してみます．

柴胡を含む慢性皮膚疾患の基本処方

**ワンポイントアドバイス**

十味敗毒湯❻は，中国の荊防敗毒散という処方をもとに，江戸時代の外科医，華岡青洲によってつくられた漢方薬です．10種類の生薬で毒素を取り除くということから十味敗毒湯❻と名づけられたそうです．皮膚科の処方の目標となる荊芥がある柴胡剤で，少しこじれた湿疹に使います．樸樕はくぬぎの皮で，桜皮を使う場合もあります．

## コラム　患者さんに教えていただく

薬局で漢方薬をお勧めして，使ってみるかどうか決めるのは患者さんです．最初のうちは上手に説明することができず，いろいろ聞かれても自信をもって答えることができませんが，ある程度ご紹介すると，だんだんとわかりやすい説明ができるようになり，それでは試してみようかと思う人が出てきます．そして，そのなかにものすごく効いたという患者さんが，本当にありがとうと声をかけてくださいます．そういう方は，次はもし効果が今ひとつだった時も教えてくださるようになります．そして，もう少し効くものを一緒に探すようになり，とてもいい勉強になります．

そうは言っても，病院に行っていただくようにお願いすることもあります．よい関係ができていくと，病院での経過を教えてくださいますし，処方せんもわざわざ持ってきてくださいます．西洋薬でよい時もあれば，やはり今ひとつなので漢方も試すことになる場合もあり，そんな経過を聞くことはとても勉強になります．処方せんに，有名な漢方医の名前が書かれていることもあります．こんな時は，どんなお話をされたか聞き出して参考にします．

私の勤務先は，お買い物などなくても気軽に立ち寄っていただける，スーパーの一角です．本当に患者さんから多くを学んだと感謝しています．「お大事になさってください．お買い物のついでに様子を教えてくださいね」が私の定番のお見送りの言葉です．

（中山）

# 湿疹・2

カサカサ

ジクジク

### ワンポイントアドバイス

皮膚疾患に対する漢方治療では便秘を治すことが何より大切です．便秘があれば，まず便秘の治療も並行します．大黄甘草湯❽❹がよく知られていますが，構成生薬が2つと少ないため，効き目は早いですが，耐性ができやすいので頓服がお勧めです．麻子仁丸⓬⓺など生薬数の多い，自分に合った便秘薬を探します．

黄連解毒湯⑮＋四物湯㉑

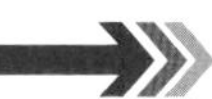

## 温清飲 57

渇いている湿疹が基本ですが，消風散㉒の無効例に有効なことがあります．かゆみがストレスになっている，ストレスでかゆみが悪化するなどにおすすめです．

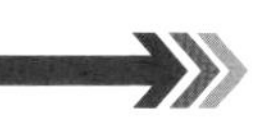

## 消風散 22

病院に行くか悩むほどジクジクした湿疹が基本ですが，温清飲57無効例に有効なことがあります．皮膚の全体的な症状が悪化し，かゆみがあり，夜に眠れないときなどにも有効です．

蝉退を含むジクジクした湿疹の基本処方

風邪 消化器 循環器 泌尿器 精神・神経 運動器 女性 耳鼻・咽喉 皮膚 高齢者 子ども その他

### ワンポイントアドバイス

温清飲57は四物湯71と黄連解毒湯15の合方です．四物湯71は，体を温め，肌をしっとりとさせます．黄連解毒湯15は，冷やすイメージの処方で，熱感や炎症をとると言われています．温清飲57は，温（温める）と清（冷ます）の両方あることが重要です．皮膚の表面は冷やしたいけど，からだ全体を冷やしたくない時に使うイメージです．

# にきび

ファーストチョイス

月経前に悪化

化膿しやすい

### ワンポイントアドバイス

皮膚疾患には，便秘は大敵です．しっかりと便秘を治しましょう．洗顔などの基本的なことも大切です．甘いものを食べるとにきびが増える方は，それを控えます．どんな時に，にきびが悪化するかは本人が実はよく知っています．スキンケアに加えて，睡眠不足にならない，食生活を改善する，禁煙するなどの生活改善が重要です．

黄連・荊芥・連翹を含む漢方薬

## 清上防風湯 58

にきびの第一選択薬です．中高生に多い赤いニキビに特に有効です．洗顔などの基本的なスキンケアは言うまでもありません．便秘は大敵です．

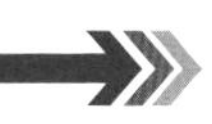

## 桂枝茯苓丸加薏苡仁 125

月経前ににきびが悪化する方に有効です．清上防風湯58が無効な時にも使用してみます．桂枝茯苓丸25でも代用可能です．

薏苡仁を加えた桂枝茯苓丸25

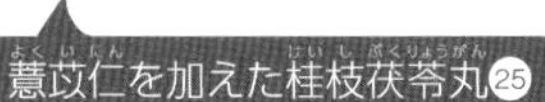

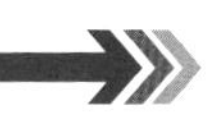

## 荊芥連翹湯 50

いろいろ無効な時には気長に体質改善を兼ねてトライします．効く処方です．数ヵ月から 1 年ぐらいは内服してもらう気持ちで対応します．

黄連と連翹を含む漢方薬

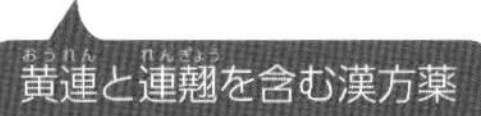

### ワンポイントアドバイス

荊芥連翹湯50は，強く冷やすイメージの黄連解毒湯15と皮膚に栄養を与えるイメージの四物湯71を基本に，合計 17 種類の生薬が含まれています．柴胡剤でもあり，鼻や皮膚の慢性の化膿しやすい炎症に体質改善を目的に長く服用することが多い処方です．地黄が入っているので胃腸の弱い人は注意します．

# いぼ

## ファーストチョイス

### ヨクイニン（生薬製剤）

ヨクイニン（薏苡仁）とは，イネ科のはとむぎの種子から硬い皮を取り除いたもののことです．いぼにはこれ．子どもでもおいしく飲めます．

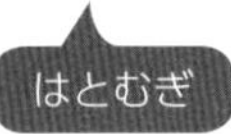


**ワンポイントアドバイス**

薏苡仁は最近注目の生薬で，様々な薬効があります．薏苡仁はターンオーバーを正常化させることで，いぼや肌あれをからだの中から改善します．また，皮膚細胞の生まれ変わる働きを活性化し，表層の浅い部分にできているシミやブツブツを，下から押し上げます．また肌への栄養補給や水分代謝を促したり，排膿・抗炎症作用などがあります．

## コラム　あるお母さんとの再会

私が薬剤師となって5年目のころ，よくお話をする親子がいました．可愛い男の子でしたが難病を患っていて，千葉にある有名な子ども病院に通院していていました．お薬は，病院近くの薬局で出してもらっていましたが，週末になると親子でお買い物のついでに寄ってくださり，症状が落ち着いていて成長していく姿を見るのと，お母さんとちょっとしたお互いの育児の悩みを話すのを楽しみにしていました．その後，私が海外に引っ越すことになり，お会いできなくなってしまいました．

時々，どうしていらっしゃるかなぁと思っていましたが，なんと，10年以上経って再会することができました．ある日突然，私が勤務する薬局にお買い物に来てくださったのです．私は，いつも調剤室にこもりっきりでしたが，たまたま別のお客さんに呼ばれて調剤室の外でお薬のご相談をしていた時，偶然にもお会いすることができました．「覚えていてくれたんですね！」と，お互いに嬉しい悲鳴をあげたのを覚えています．

ちょっとした人とのつながりを大切にしたいといつも思っています．通勤途中でお会いして挨拶をしてくださる方，遠くから手を振ってくださる方，本当にいつもありがたいと思います．患者さんのいつもの様子がわかると，体調が悪いとき，いつもとの違いがわかっていいのです．受診勧奨も，私たち薬剤師の大切な仕事です．

（中山）

# しもやけ

ファーストチョイス

ぬり薬なら

## ワンポイントアドバイス

当帰四逆加呉茱萸生姜湯㊳はしもやけ，冷えなどに有効で，決め撃ちで結構効きます．古来からしもやけの特効薬です．汗をかきにくく，寒いのが苦手という方，冷えるとジンジンと痛みを感じる方，冷房の下にいると気分が悪くなる方などにお勧めです．夏も継続すると，次の冬が楽という方が多いです．

当帰と呉茱萸を含む漢方薬

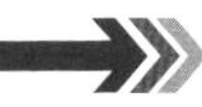

## 当帰四逆加呉茱萸生姜湯 38

古来からしもやけの特効薬です．毎年しもやけでつらい方は，しもやけができる前に飲み始めてもよいです．

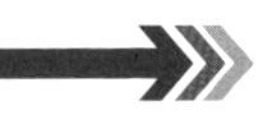

## 紫雲膏 501

江戸末期の名医・華岡青洲が処方した漢方の軟膏です．低刺激性の軟膏で，やけどやきずにも効果があります．医療用は痔と熱傷だけが効能効果ですが，OTC は効能効果がいろいろあります．

紫根が入った漢方の万能ぬり薬

風邪　消化器　循環器　泌尿器　精神・神経　運動器　女性　耳鼻・咽喉　**皮膚**　高齢者　子ども　その他

### ワンポイントアドバイス

紫雲膏501の紫赤色は，生薬の紫根の色です．有効成分にシコニン，アセチルシコニンなどを含有し，解毒，抗菌，抗炎症作用があります．肉芽形成を促進するため，患部の治癒を早めます．衣服につくと着色します．ゴマ油，黄蠟，豚脂を使っているので臭いが気になることがあります．ひび，あかぎれ，やけど，痔にも使える漢方のぬり薬です．

## もの忘れの改善

### 遠志（生薬製剤）

「物事や人の名前が思い出せなくなった」「同じことを何度も話してしまう」等のもの忘れを実感している方に．

帰脾湯65や酸棗仁湯103に入っている生薬

**ワンポイントアドバイス**

遠志は，漢方に使われる薬草解説書『本草綱目』で，「智を益し，志を強くする」，精神神経系への高い薬能から名づけられたと記載されています．中国最古の薬物書である『神農本草経』にも記載されています．遠志は，加味温胆湯（漢方製剤），加味帰脾湯137，人参養栄湯108などに配合される生薬です．遠志のみでは認知症の予防は期待できません．

## コラム　3分診療，本当は時間ではないんです

私は松田邦夫先生と新見正則先生の外来を両方見学しています．お二人とも診療時間は短いのですが，患者さんはとても満足しています．

ある患者さんが新見先生の外来に来た時のことです．精神科での治療が芳しくないので漢方を試したいとのことでした．いろいろな訴えがありましたが，「外に出たくないなら出なくても大丈夫，家でもできる仕事が今はたくさんあるから」という新見先生の言葉で，最終的に笑顔でお帰りになりました．その後，この患者さんに偶然にもお会いする機会がありました．「いつもかかっている先生は，時間をかけて行っても3分間診療で，あまり話を聴いてくれなかったんですよ．新見先生はちゃんと話を聞いてくれて，車で3時間かかったけれど行って良かったです」と話してくれました．じつは，あの時の診察時間はびっくりするほど短かったのです．「新見先生の診察は3分もなかったですよ」と言ったら，「あ，そうでしたか！」と驚いていました．「魔法にかかりましたね！」と言ったら，とても嬉しそうにされていました．

私も薬局で会計や商品を袋詰めする短い時間にちょっとしたアドバイスをするようにしています．商品を選んでいる時，レジで待っている時など，患者さんの様子をみて何を話すか決めています．松田先生は，「入ってきたとき，○○でした」と，どのように患者さんをみているか，私にも解説してくださいます．漢方の診察は，待合室で待っているところから始まるそうです．

（中山）

# 高齢者の湿疹

## ファーストチョイス

### 当帰飲子 86

発疹や発赤はなく，皮膚がカサカサしてかゆみが増し湿疹となっている時などに有効です．お年寄りや乾燥性の湿疹や皮膚炎には第一選択です．

当帰と荊芥を含む漢方薬

**ワンポイントアドバイス**

当帰飲子86は，乾燥した肌のかゆみや慢性湿疹を効果的に抑えます．四物湯71がすっぽり入っているので，貧血のような症状がある時にもおすすめです．加齢とともに皮膚は乾燥しますので，高齢者には第一選択です．高齢者に限らず乾燥するとかゆくなる方も第一選択です．あまりにも元気なお年寄りには温清飲57が有効なこともあります．

## コラム　私のこと覚えていてくれたのですか？

薬局やドラッグストアの店頭では，特別な場合を除き，カルテや薬歴はありません．

患者さんは，こちらが覚えていると嬉しいものです．できるだけ患者さんの特徴を覚えるようにしています．どんな薬を飲んでいるか，湿布は温感が好みか冷感が好みか，可愛いペットを飼っていらっしゃるとか，最近お仕事を始めた，お引っ越しをしたなど，どんな些細なことでもいいのです．ただし，患者さんが嫌だなぁと思っていることは，覚えていないフリをするなどの配慮も時には必要です．

新見先生のような有名な先生でも，人に覚えてもらえると嬉しいのだそうです．新見先生はスターバックスでは全国どこでも，「ソイ，スチームミルク，ベンティ，エクストラホット，少々キャラメルソースかけて下さい」とオーダーします．「豆乳だけのとっても熱い，一番大きなサイズで，キャラメルソースを最後に少々」という変わったオーダーです．こんなオーダーをする人は滅多にいないので，どこのスターバックスでも先生を覚えてくれるそうです．いつもとっても嬉しそうな新見先生を見てほっこりします．

ある日，喘息でいつもマスクを手放せない患者さんからマスクで顔がかぶれてしまうとのご相談がありました．「これ，ちょっと前に試されていたと思うのですが，その時はどうでしたか？」という魔法の質問で，すっかりお店のファンになってくださり，それ以来，遠くの大学病院の処方せんも全部お持ちくださるようになりました．（中山）

# 子どもの常備薬

発熱・鼻水

腹痛・元気がない

上記以外すべて

## ワンポイントアドバイス

子どもには，麻黄湯㉗，小建中湯99，五苓散⑰の常備薬で結構対処可能です．通常は元気なお子さん用です．虚弱児は，毎日小建中湯99を飲んでみてください．麻黄湯㉗と小建中湯99以外はすべて五苓散⑰で対処可能です．漢方で様子をみて芳しくない時やいつもと様子が違う時には，すぐに医師の診察を受けます．

（新見）

麻黄剤の代表処方

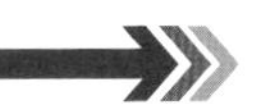

## 麻黄湯 27

子どもの発熱にはまずこれで様子をみます．ついでに鼻水，花粉症もどきにも効きます．じっとり汗をかくまで飲みます．一緒に常温の水を飲んで水分をしっかり補給します．

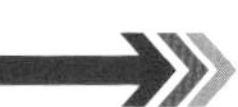

## 小建中湯 99

子どもの腹痛や，元気がないときはこれです．夜尿症や夜泣きにも．膠飴が入っていておいしい処方です．

膠飴を加えた桂枝加芍薬湯60

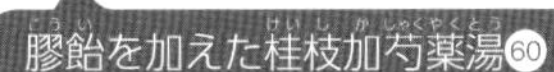

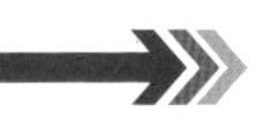

## 五苓散 17

発熱頭痛，乗り物酔い，めまい，下痢，嘔吐，腹痛，暑気あたりなど何でも効きます．

利水剤の王様

新見


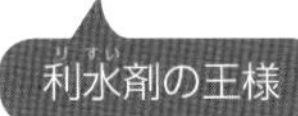

### ワンポイントアドバイス

一般用医薬品の子どもの内服量は，パッケージに記載されています．製品ごとに，飲み始めの年齢や，服用量も異なりますので都度確認します．麻黄の副作用（ムカムカ・どきどき）には注意します．15 歳未満 7 歳以上 2/3，4 歳未満 2 歳以上 1/3，2 歳未満 1/4 としています．OTC は 3 ヵ月以下の乳児には使用しません．必要であれば受診勧奨をします．

# 夜泣き

ファーストチョイス

胃腸虚弱

神経質傾向

## ワンポイントアドバイス

交感神経と副交感神経のバランスが崩れると精神的に不安定になったり体調が崩れたり，免疫力が落ちてきます．赤ちゃんの夜泣きやかんのむしは，その自律神経のアンバランスが原因といわれています．宇津救命丸（うづきゅうめいがん）は，8 種類の生薬がおだやかに自律神経を安定にし，体質を強壮にして，夜泣き・かんむし・胃腸障害などの症状を緩和します．

甘草・こむぎ・なつめからなる漢方薬

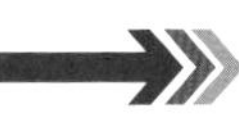

## 甘麦大棗湯 ⑫

夜泣きの特効薬と言われます．甘草，小麦，大棗という食べ物から成る処方です．漢方は食事の延長とわかります．

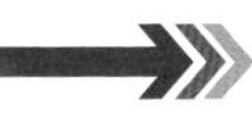

## 宇津救命丸（生薬製剤）

「夜泣きといえば宇津救命丸」といわれ，子どもの薬の代名詞として愛用されています．

動物生薬を複数含む生薬製剤

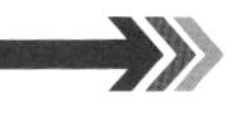

## 樋屋奇応丸（生薬製剤）

「心と身体のバランス」を整えることで，いろいろな神経症状を改善し，「体力」をつけることで，身体の症状を改善していくお薬です．

動物生薬を複数含む生薬製剤

### ワンポイントアドバイス

「奇応丸」の原型処方は，唐招提寺で有名な唐の高僧，鑑真が伝えたとされ，「色々な不調に対してすぐに応じることのできる薬」，「奇に応じることができる薬」として，当時のいわゆる「不老長寿・鎮静・強心・解毒作用等万能薬」として珍重されていました．医療用では甘麦大棗湯⑫が夜泣きに即効します．小建中湯㊾，抑肝散㊿も使われます．

# 夜尿症（おねしょ）

ファーストチョイス

神経質

発達の遅れ

### ワンポイントアドバイス

睡眠中は膀胱が尿の排泄を抑える働きをしますが，膀胱の機能が弱ると，尿を溜めておく力が弱り，夜間睡眠中に尿漏れが起こります．子どものおねしょは当然ですが，頻回な時は問題です．精神的なストレスが原因のことが多く，発達の問題のこともあり，小児科の先生に相談します．漢方は補助的に使用します．

膠飴を加えた桂枝加芍薬湯60

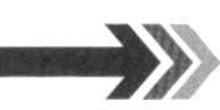

## 小建中湯 

まず虚弱児の特効薬である小建中湯99を試します．体力をつけながら様々な不快症状を改善していく働きがあります．元気になるにしたがって，おねしょの回数も減少します．

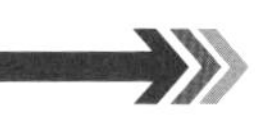

## 桂枝加竜骨牡蛎湯 26

神経質で集中力がない子ども向け．虚弱で冷えているため一晩に何度も漏らします．夜泣きがあります

竜骨と牡蛎を加えた桂枝湯45

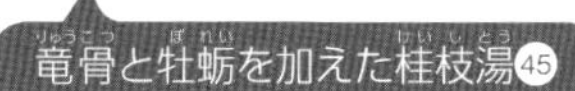

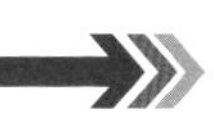

## 六味丸 87

膀胱機能の未熟さを改善するために，服用します．子どもに八味地黄丸7は作用が強すぎて胃腸症状が出やすいため，作用のおだやかな六味丸87を使います．

附子を除いた八味丸のイメージ

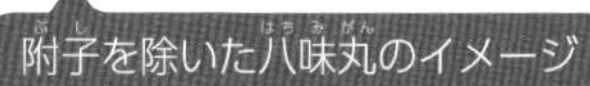

### ワンポイントアドバイス

おねしょはこころを広く温かい目で子どもを見守ることも大切です．寝る前に子どもが自らトイレに行き，膀胱に残った尿を空にする習慣をつけます．夏場は大丈夫でも，秋から冬には，夜尿がみられることがあります．冷えが原因のこともあり，寝る前にお風呂に入り体を芯から温める，布団を少し温めておくなどの配慮が勧められます．

# つかれ目・かすみ目

ファーストチョイス

加齢

神経質

## ワンポイントアドバイス

杞菊地黄丸（漢方製剤）は，六味丸㊇に，目に良い働きをする枸杞子と菊花を加えたもので，手足のほてりや口渇，のぼせやめまいがある場合の，つかれ目・かすみ目に使います．八味地黄丸❼は，六味丸㊇に，温める生薬の附子と桂皮を加えたもので，手足の冷えなど主に冷えの症状が現れやすい人の，加齢による目の症状に向いています．

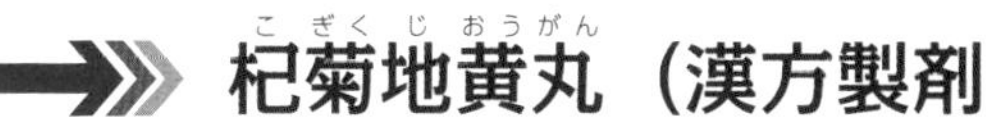


## 杞菊地黄丸（漢方製剤）

老化で特に目に症状が出ている場合に使います．枸杞子・菊花が目に栄養をつけ，目の機能を調節し，からだの内側から目の働きを改善します．附子を含みません．

## 八味地黄丸 7

手足の冷えなど主に冷えの症状が現れやすい人に適している附子剤です．

腎虚のための漢方薬

## 桂枝加竜骨牡蛎湯 26

目のつかれを訴える人で，ささいなこと（家の戸締りなど）が気になって落ちつかない，興奮しやすい，ストレスが多い方に効果的です．

竜骨と牡蛎を加えた桂枝湯45



### ワンポイントアドバイス

つかれ目やかすみ目などの眼の不快症状が長く続くときは，是非眼科の受診を勧めて下さい．眼科的に異常があるのに，漢方薬で対応することは間違いです．正しいメガネやコンタクトの処方で軽快する眼の症状は多数あります．言葉を換えれば，眼科を受診している患者さんの訴えに漢方薬やOTCの目薬で対応することは理にかなっています．

# 疲れて元気がない

ファーストチョイス

全身がだるい

貧血

## ワンポイントアドバイス

補中益気湯㊶は，気力を増す漢方薬のファーストチョイス．頑張ればなんとかなる，なんとなく気合が入らない，そんな感じの時に有効です．気合を入れてもダメ，貧血症状や皮膚乾燥がある場合は，十全大補湯㊽が有効です．いつも手足が冷える方やがんの治療中にも効果的です．どちらも人参と黄耆が配合された参耆剤ですが，その特徴で使い分けます．

参耆剤の王様

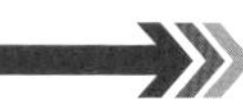

## 補中益気湯 41

疲れの万能薬です．体力・気力が増します．疲れにともなう随伴症状もよくなります．気合を入れればなんとかなるのにという時に有効です．

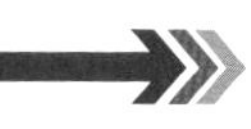

## 十全大補湯 48

補中益気湯41で効果が少ない時に使用します．貧血様症状も改善します．気合を入れてもダメだというときに有効です．

四物湯71と四君子湯75を含む参耆剤

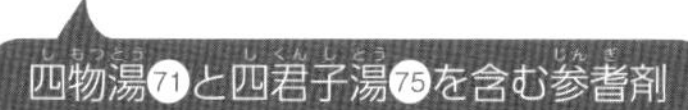

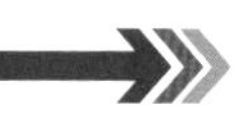

## 人参養栄湯 108

胃腸消化力の低下，疲れて体がだるい，貧血，手足が冷えるなどの症状や，病後の体力低下などに有効です．夏やせにもお勧めです．

遠志を含む参耆剤

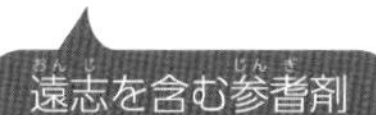

### ワンポイントアドバイス

人参養栄湯108は，人参を主薬として，栄養状態の改善効果が期待できることから名づけられたといわれています．フレイル，病後や手術後，出産後の体力低下，寝汗，手足の冷え，貧血などの症状がある人に用いられる参耆剤です．人参養栄湯108には五味子が配合されているため，咳などの呼吸器症状にも効果があります．

# 暑くなってくると調子が悪い

からだが重だるい

暑くなると疲れる

どんな暑気あたりにも

**ワンポイントアドバイス**

藿香正気散(かっこうしょうきさん)は医療用にはない漢方製剤です．胃腸がもともと弱い体質で，冷房などで体調がくずれ発熱する，いわゆる夏風邪に有効です．夏だけでなくからだの重だるさや疲れ，下痢，嘔吐などの症状があれば1年を通して使える処方です．処方名の頭についた藿香(かっこう)は，シソ科の芳香健胃剤で，消化不良，胃腸炎，嘔吐，腹痛に用いられます．

藿香と蘇葉を含む漢方薬

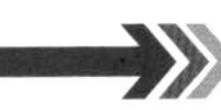

## 藿香正気散（漢方製剤）

水分を多く摂る人の疲れに有効です．梅雨時の疲れや冷たいものの食べ過ぎや飲み過ぎによる疲れにも有効です．

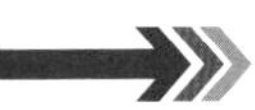

## 清暑益気湯 136

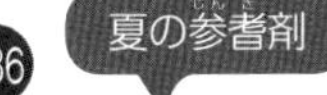


夏の暑さで食欲不振，疲れ，不眠などを訴える方の参耆剤（人参＋黄耆）．熱中症にも有効です．
清暑益気湯136がない場合，補中益気湯41で代用可能です．

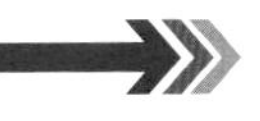

## 五苓散 17

暑気あたりには漢方だけでも対処可能です．もちろん，塩分を含んだ水も飲んでください．または，夏は水を飲んでお漬物を食べてもよいです．予防にも有効です．

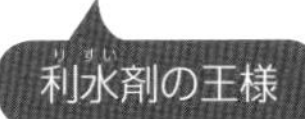


### ワンポイントアドバイス

暑くなってくるとなんとなく疲れるという方に，医療用では，暑気あたりの参耆剤と言われる清暑益気湯136が有効です．毎年夏になると調子が悪くなるという方は，暑くなってきたと思ったら予防で飲んでおきます．疲れの万能薬，補中益気湯41の夏バージョンです．急に暑くなって体調が悪くなった時には，五苓散17でも対処できます．

# 冷え症

ファーストチョイス

セカンドチョイス

おなかから冷える

## ワンポイントアドバイス

当帰四逆加呉茱萸生姜湯㊳が有効な方は，手足・腰など体の部分や末梢が冷える，冷房に弱い，冬は足が冷えて寝る時にも湯たんぽなどが手放せない，実際に手を触ると冷たいという方が多いです．しもやけになりやすい方も多いです．現代は，夏も冷房などで冷えやすい環境です．1年間続けて飲むと昨年の冬と比べて楽になったという実感があるはずです．

呉茱萸と当帰を含む漢方薬

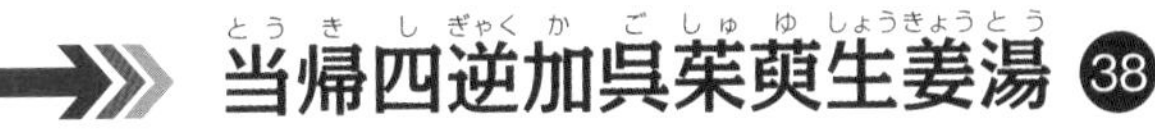

## 当帰四逆加呉茱萸生姜湯 ㊳

冷えを訴える時にまず試します．手足の冷えを感じている方の頭痛，腰痛，下腹部痛などの痛みを緩和します．寒冷が引き金となるしもやけにも有効です．

## 当帰芍薬散 ㉓

利水剤＋駆瘀血剤

貧血傾向のある冷え症の方にお勧めです．特に足腰が冷える方に．不定愁訴があれば加味逍遙散㉔をお勧めします．女性の 3 大処方は冷えにもよく効きます．

## 真武湯 ㉚

甘草のない附子剤

おなかから冷えて，体全体が冷えているような，腹巻が手放せない方にお勧めです．附子剤ですが，蒼朮と茯苓があり利水剤にも分類されます．

### ワンポイントアドバイス

当帰芍薬散㉓は栄養障害と水のアンバランスからくる冷え症に好まれます．「冷え症」で生理痛や生理不順など，婦人科系の不調を訴える方にお勧めです．真武湯㉚は，冷え症の強い方，高齢者の冷えに熱々の漢方薬を飲んで冷えを取ります．当帰四逆加呉茱萸生姜湯㊳や当帰芍薬散㉓で改善したが，もっとよくなりたい，おなかが冷えるという方には真武湯㉚です．

# 肥満

ファーストチョイス

ストレス太り

水太り

## ワンポイントアドバイス

防風通聖散62は，ＯＴＣ医薬品で一番売れている漢方処方です．内臓脂肪をキーワードに，爆発的に売れました．18種類の生薬が配合されています．大黄と芒硝が入っているので，下痢や腹痛に注意します．多くのメーカーから発売され，錠剤で飲みやすい工夫がされている製品もたくさんありますが，生活習慣の改善なくしてやせることはありません．

麻黄と石膏の入った承気湯（大黄＋芒硝）

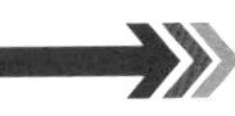

## 防風通聖散 62

飲食・アルコールの制限，適度な運動をしながら服用します．漢方薬はサポートです．

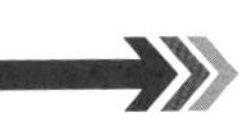

## 大柴胡湯 8

ストレスなどで低下した肝臓での脂質代謝を高めます．便秘がちで，わき腹からみぞおちのあたりが張って苦しいような方に有効です．

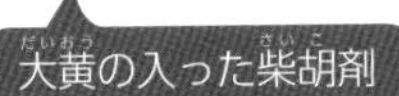


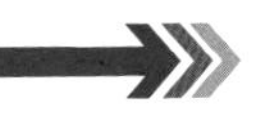

## 防已黄耆湯 20

筋肉量の少ない肥満に有効なことがあります．絞ると水が出てきそうな体型と言ってもよいです．おやつや果物，砂糖入りの清涼飲料水などの間食が多い方です．

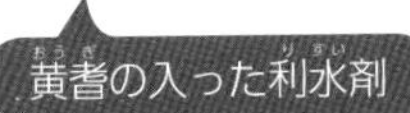


### ワンポイントアドバイス

絞れば水が出てきそうな肥満，いわゆる水太りには防已黄耆湯20です．色白で皮膚はしっとりとしていて，疲れやすくて汗をかきやすい方にお勧めです．黄耆には，汗を止める作用があります．水太りで下半身がむくみ，膝や足の関節炎や関節痛がある方にも有効です．肥満では膝や足にも負担がかかりますので，体重を落とすことは大切です．

# 二日酔い

飲む前に

二日酔いになったら

## ワンポイントアドバイス

二日酔いはともかくお水と五苓散(ごれいさん)⑰です．すっきりします．飲み過ぎないことが第一です．漢方は養生の１つと言われます．お酒をよく飲む方は，五苓散(ごれいさん)⑰と黄連解毒湯(おうれんげどくとう)⑮を一緒に飲みます．五苓散(ごれいさん)⑰が，胃腸にたまった水，アルコールの排泄をうながし，黄連解毒湯(おうれんげどくとう)⑮が，アルコール，ストレスなどで荒れた胃粘膜を修復するといったイメージです．

瀉心湯（黄芩＋黄連）の王様

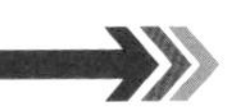

## 黄連解毒湯 ⓯

お酒を飲む前に内服します．飲んだ直後にも内服します．半夏瀉心湯⓮の方がよい方もいます．でも，お酒は控えめに．お酒を飲んで赤くなる，体が熱くなるタイプの方に．

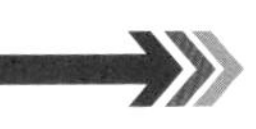

## 五苓散 ⓱

アルコールを飲み過ぎた時に内服します．いつも持参しましょう．顔がむくんで，頭が痛くて，のどが渇いて，尿が少ないなど二日酔いの典型的症状に有効です．

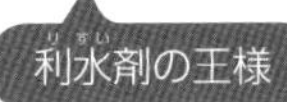




### ワンポイントアドバイス

漢方にはレスポンダーとノンレスポンダーがあります．二日酔いに関しても，黄連解毒湯⓯が本当に効く人もいますし，また五苓散⓱が著効する人もいます．一方でどちらも効かない人もいます．自分に合う漢方薬を見つけることが楽しいのです．そんなレスポンダーとノンレスポンダーの存在を知って，処方をいろいろと試しましょう．（新見）

# むくみ・1

口喝・下痢

下半身のむくみ，
汗をかきやすい

**ワンポイントアドバイス**

五苓散⑰は，茯苓，猪苓，沢瀉，蒼朮（白朮も可）と水のアンバランスを改善する生薬が４つも配合されているので，利水剤の王様といわれています．むくみをはじめ，頭痛，めまい，軟便下痢，胃のチャプチャプ音，嘔吐，口渇，水のアンバランスから生じる症状に効果があります．西洋薬の利尿薬のように，単に体の外に水を出す薬ではありません．

利水剤の王様

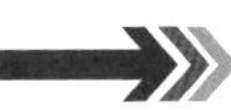

## 五苓散 ⑰

お酒を飲んだ次の日に顔がぱんぱんになるような方，お酒を飲むと余分な水分がたまってむくむ方によく効きます．

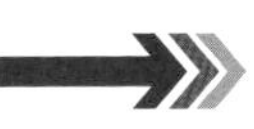

## 防已黄耆湯 ⑳

あまり動かなくても汗をかく方に有効です．余分な水分を排泄し，体をひきしめ，水太りやむくみを改善します．

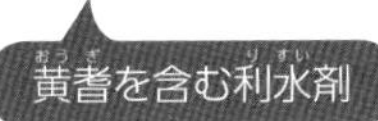




### ワンポイントアドバイス

黄耆は，皮膚の水のアンバランスを改善するイメージの生薬で，汗を止める作用があり，寝汗や多汗傾向のある人に使われます．気力を高める作用もあり，人参と一緒に参耆剤として使われます．防已も水のアンバランスを改善し，鎮痛作用もあり，むくみや関節の痛みや炎症をとります．防已黄耆湯⑳には，さらに蒼朮も加わります．

# むくみ・2

膝に水がたまる

手足，顔などの
むくみ

## ワンポイントアドバイス

むくみは病気とまではならなくても，日常のつらい症状の1つです．病院に行くまでもないけれど，すっきりと対処しておきたい症状の1つです．冷えると代謝や血行が悪くなりますので，ひどくならないうちに解消しておきたいです．女性のむくみには，からだを温める当帰芍薬散（とうきしゃくやくさん）㉓がお勧めです．生理前のむくみ，頭痛などの症状に有効です．

牛膝と車前子を加えた八味丸

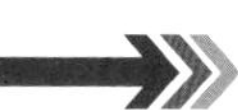

## 牛車腎気丸 107

下半身に痛みがある方のむくみによく効きます．八味地黄丸❼に，牛膝と車前子を加えた処方です．

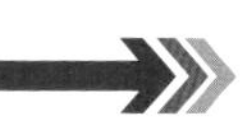

## 当帰芍薬散 23

冷え症でむくみやすい方の身体を温めながら水のアンバランスを解消し，足腰の冷えやむくみを改善します．夕方になると足がむくむ，朝，顔がむくむ時に．

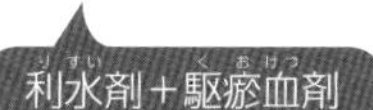




### ワンポイントアドバイス

むくみは漢方では水毒と理解されます．水毒とは水のアンバランスとして理解しておきましょう．赤くない水分の異常すべてが水毒です．心不全時の泡沫上の痰，腸閉塞で胃液や腸液を吐く，腹水や胸水も，体に水が溜まるむくみも水毒です．水毒を改善する利水剤は，茯苓，蒼朮，白朮，沢瀉，猪苓，半夏，防已のなかの 2 つ以上を通常含んでいます．

# のぼせ

ファーストチョイス

がっちりタイプ

男性

## ワンポイントアドバイス

更年期にはのぼせを訴える方が多いですが，それとは無関係に訴えることも多いです．ともかくのぼせには，加味逍遙散㉔，桂枝茯苓丸㉕です．女性にのみ使用するイメージですが，男性にも有効なことがよくあります．ただし，女性の効能が記載されているので上手に説明します．男性ののぼせには，最初は黄連解毒湯⑮を試してみます．

牡丹皮と山梔子を加えた逍遙散

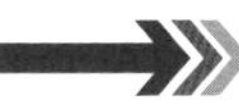

## 加味逍遙散 ㉔

まず，これを試してみましょう．顔がパーッと熱くなると訴えたり，一方で手足が冷えるとも訴えます．いろいろな訴えを語る方が多いです．

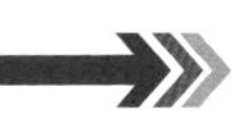

## 桂枝茯苓丸 ㉕

のぼせに有効です．加味逍遙散㉔が無効な時に試しますが，がっちりタイプなら最初から桂枝茯苓丸㉕を試してもよいです．

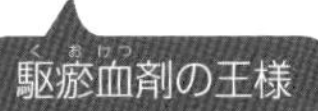


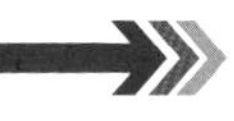

## 黄連解毒湯 ⑮

加味逍遙散㉔，桂枝茯苓丸㉕のほかに黄連解毒湯⑮も効果あり，お湯にとかして冷やしてから飲むと効果が上がります．

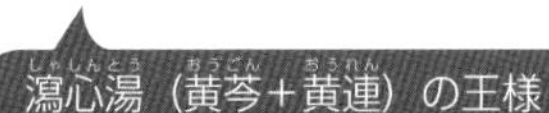


### ワンポイントアドバイス

のぼせの改善にはまずライフスタイルの見直しが必要です．のぼせやすい方のなかには日頃，ストレスが多く運動不足で便秘気味，偏食や過食（とくに肉類）傾向，刺激物（香辛料，アルコール類）を取り過ぎている場合もあります．生活習慣病（高血圧，動脈硬化，糖尿病等）や甲状腺機能亢進症などが原因のこともあり西洋医学的な診断が重要です．

# しびれ

ファーストチョイス

牛車腎気丸 107 で無効

胃腸の弱い方

## ワンポイントアドバイス

しびれでビタミン$B_1$製剤を継続購入している方で，もう少しよくなりたいと相談された時に，牛車腎気丸107をお勧めすることが多いです．日頃から胃腸薬についてご相談される方には，最初から地黄の入っていない桂枝加朮附湯18をお勧めします．効果がありもう少しというときは，医療用では附子を加えます．OTC ではできません．

牛膝と車前子を含む漢方薬

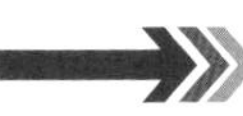

## 牛車腎気丸 107

しびれは個人差があり訴え方もさまざまです．気のせいと無視せずに，ぜひ本人が困っていれば使ってみてください．附子が配合されています．

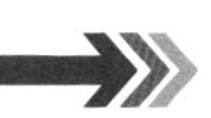

## 麻黄附子細辛湯 127

牛車腎気丸107が無効な時は，麻黄附子細辛湯127を試しましょう．細辛は鎮痛作用のある生薬です．附子が配合されています．

附子を含む麻黄剤

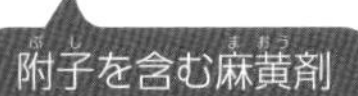

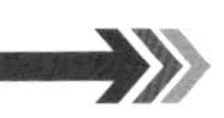

## 桂枝加朮附湯 18

牛車腎気丸107に含まれる地黄が胃に障ることがあります．食後に飲んでもダメなときはこれを処方します．

附子と朮を加えた桂枝湯45

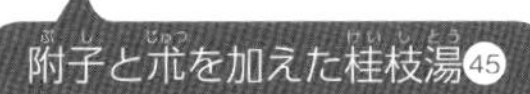

### ワンポイントアドバイス

附子はトリカブトを減毒化したもので，強く温める生薬で，鎮痛効果もあります．強く温める薬なので，冷えを訴える方や高齢の方によく使われます．附子の副作用は，発汗，動悸，下痢，舌のしびれなどです．八味地黄丸7，真武湯30などに使われます．医療用より多く配合されている場合もあるため，添付文書などで生薬量を確認します．

# しゃっくり

ファーストチョイス

セカンドチョイス

サードチョイス

## ワンポイントアドバイス

しゃっくりの相談では西洋薬で著効するものはありません．まず呉茱萸湯31を，次に半夏瀉心湯14を試します．芍薬甘草湯68が有効なこともあります．民間療法では，柿のへたを煎じて飲みます．シテイ（柿のヘタ），チョウジ（クローブ），ショウキョウを配合した柿蒂湯（漢方製剤）という漢方薬も昔から使われてきました．やはり漢方は食事の延長です．

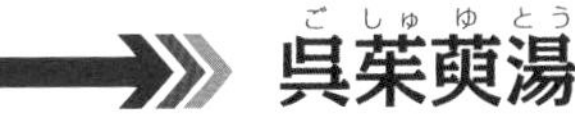

吳茱萸と人参を含む漢方薬

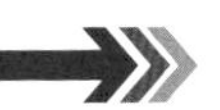

## 呉茱萸湯 ㉛

みぞおちが膨満して手足が冷える人の頭痛，頭痛に伴う吐き気，しゃっくりに有効です．やや弱々しいタイプ向けですが，まずこれを試します．

## 半夏瀉心湯 ⑭

乾姜を含む瀉心湯

みぞおちのあたりにつかえる感じがあれば試してみて下さい．

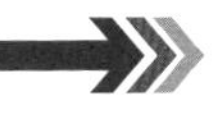

芍薬と甘草２味の漢方薬

## 芍薬甘草湯 ㊳

横隔膜のけいれんにも有効です．



### ワンポイントアドバイス

しゃっくりは，横隔膜の不随意のけいれんで起こります．OCTでは，呉茱萸湯㉛は，ときにみぞおちが膨満する方のしゃっくりに効果があると記載されています．『ファーストチョイスの漢方薬（松田邦夫先生）』では，半夏瀉心湯⑭も使います．みぞおちのあたりがつかえてよくしゃっくりをするという方の胃腸薬としてお勧めしています．

# いざという時・1

発熱・インフルエンザ

疲れ

**ワンポイントアドバイス**

漢方薬は少し体調が悪いかなと思ったときに服用するのが効果的です．未病のうちに対処します．誰にでも起こりそうな症状に対応できる漢方薬に加えて，自分に合った処方を持っていると安心です．粉薬になっている漢方薬は，1 Dose パッケージです．1 回分ずつ持ち歩けますから，お出かけの時は少しずつ用意しておくと安心です．

麻黄剤の代表処方

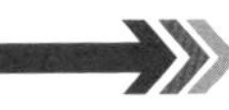

## 麻黄湯 (27)

麻黄が配合されているため整形外科の痛み止めにもなります.

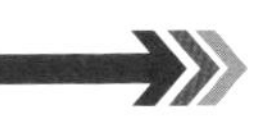

## 補中益気湯 (41)

とにかく疲れた時には早めに対処します. 気合を入れないと元気が出ない時は, その元気がなくなる前に飲んで少し休みます.

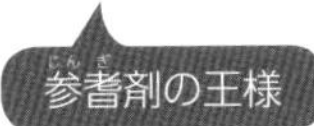




### ワンポイントアドバイス

漢方は, 自分に合った処方を服用するのが効果的です. 私にはよくても, 全く同じ症状の家族にはさっぱりということも多いです. 麻黄湯(27)も, 葛根湯(1)や麻黄附子細辛湯(127), 桂枝湯(45)などを用意した方がよい人もいます. 補中益気湯(41)も, 真夏なら清暑益気湯(136)を準備した方がよいかもしれません. 日頃, 試しておいてほしいです.

# いざという時・2

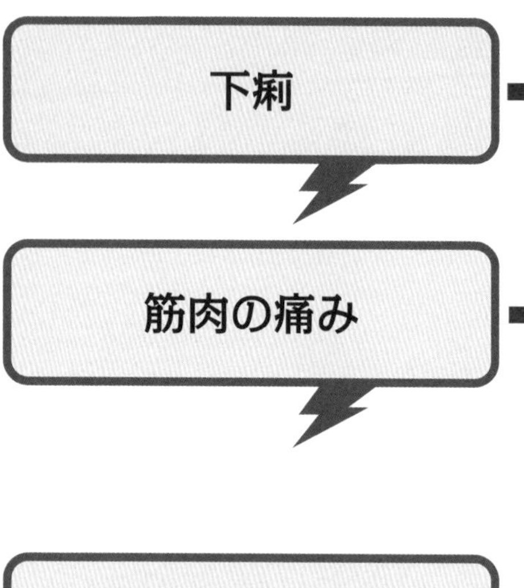


**ワンポイントアドバイス**

漢方薬を，1つだけしか持っていけないとなったら，柴胡桂枝湯⑩を選びます．柴胡桂枝湯⑩は，腹痛，微熱，寒気，頭痛，はきけ，胃腸炎，かぜの中期から後期の症状などに効果があります．熱が出たり引いたり，元気が出ない，どの西洋薬を使ってよいのかわからないような時や，いろいろな痛みにも柴胡桂枝湯⑩を使ってみます．

利水剤の王様

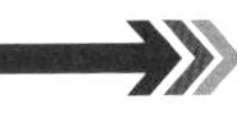

## 五苓散 17

下痢，飲み過ぎ，二日酔い，暑気あたり，むくみ，頭痛に．からだの中に，余分な水がたまっているな，水分を取り過ぎてしまったなと思ったら．

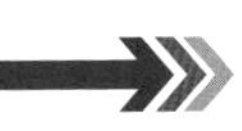

## 芍薬甘草湯 68

こむら返り，腰痛，尿管結石，腰痛，下痢，胃痛，生理痛に．平滑筋の痛みならどんな痛みでも効きます．頓服で服用します．

芍薬と甘草 2 味の漢方薬

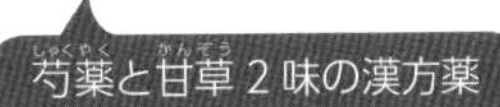

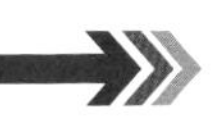

## 柴胡桂枝湯 10

少しこじれた時の万能薬です．おなかにくる風邪，風邪が治りきらずすっきりしない時や，気持ちを落ちつけたい時にも有効です．

柴胡を含む桂枝湯45

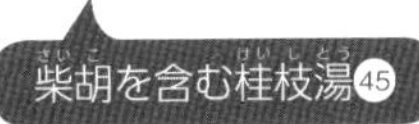

### ワンポイントアドバイス

このほかに，女性の 3 大処方として，当帰芍薬散23，加味逍遙散24，桂枝茯苓丸25が有名です．初潮のころから更年期までの女性の不調に有効です．それぞれ特徴があり，どの漢方薬があっているかはご自身が一番よくわかります．少し不調があり，何を飲んでいいかわからない場合は，この中からご自身に合ったものを飲んで，様子をみるのも賢い選択です．

# こむら返り

## ファーストチョイス

### 芍薬甘草湯 68

足のピクピクなどを感じたら服用します．足の違和感がスーッと治ります．明け方にこむら返りが起こる方は，就寝前に内服します．それでもこむら返りが起こるときは，頓服で．

芍薬と甘草 2 味の漢方薬

**ワンポイントアドバイス**

芍薬甘草湯68は，頓服ですぐ効きます．足のひきつれを治すことが主目的ですが，筋肉のけいれん，腹痛，腰痛にも使用します．即効性がありますが，長期連用では耐性ができやすく，頓服的に使用します．甘草の量（満量処方で 1 日 6 g）が多く，長期連用はお勧めできません．偽アルドステロン症（浮腫，高血圧，低カリウム血症）に注意します．

# あとがき

新見正則先生の漢方専門書は，もう30冊を数えました．私もモダン・カンポウシリーズの読者でファンです．薬剤師のためのフローチャートがないのがずっと不思議でした．何度か執筆のお願いをしてみたのですが，「あなた書く？　書くよね？」という新見先生の一言で，なんとこの私が，フローチャート薬局漢方薬の執筆者になるという幸運を射止めたわけです．

漢方を学ぶにあたり，多くの著名な先生方にお世話になり，感謝申し上げます．松田邦夫先生には特別の教えと感動をいただきました．帝京大学での松田邦夫先生の漢方講座にも参加いたしましたが，まさか直接教えていただくことがあるとは！　東洋医学会で空いていた席に座った目の前に新見正則先生がいらっしゃって，気づいたら「新見先生ですか？」と声をかけていました．どこに幸運とチャンスが落ちているかわかりません．あまり深く考えず，まずは行動です．漢方もまずは使ってみて欲しいです．漢方だけでなくロングセラーの生薬製剤なども学ぶと面白いです．紹介したい処方がほかにもありますが，続きは漢方.jpで．そんな面白いアイデアも新見正則先生と林峰子社長のコンビならではと思っています．是非，漢方.jpをご活用ください．私も漢方.jpとともに成長します．

いつも心温かく漢方を，そしてビジネスを教えてくださいます新見正則先生に，心より御礼申し上げます．そして，いつも美しい笑顔と美しい文字で接してくださいます新興医学出版社の林峰子社長に感謝申し上げます．

中山今日子

# 索　引

## あ



## か

## さ

## た



## な



## は



## ま



## や

## ら

# 参考文献


新見正則・中山今日子 ………………………………………………………………

1）松田邦夫，稲木一元：臨床医のための漢方［基礎編］．カレントテラピー，1987
2）大塚敬節：大塚敬節著作集　第1巻～第8巻 別冊．春陽堂，1980–1982
3）大塚敬節，矢数道明，清水藤太郎：漢方診療医典．南山堂，1969
4）大塚敬節：症候による漢方治療の実際．南山堂，1963
5）稲木一元，松田邦夫：ファーストチョイスの漢方薬．南山堂，2006
6）大塚敬節：漢方の特質．創元社，1971
7）大塚敬節：漢方と民間薬百科．主婦の友社，1966
8）大塚敬節：東洋医学とともに．創元社，1960
9）大塚敬節：漢方ひとすじ―五十年の治療体験から―．日本経済新聞社，1976
10）松田邦夫：症例による漢方治療の実際．創元社，1992
11）日本医師会 編：漢方治療のABC．日本医師会雑誌臨増108（5），1992
12）大塚敬節：歌集杏林集．香蘭詩社，1940
13）三潴忠道：はじめての漢方診療十五話．医学書院，2005
14）花輪壽彦：漢方診療のレッスン．金原出版，1995
15）松田邦夫：巻頭言：私の漢方治療．漢方と最新治療13（1）：2-4，世論時報社，2004
16）松田邦夫，稲木一元：漢方治療のファーストステップ改訂第二版．南山堂，2011
17）清水藤太郎：薬局の漢方．南山堂，1963
18）新見正則：本当に明日から使える漢方薬．新興医学出版社，2010
19）新見正則：西洋医がすすめる漢方．新潮社，2010
20）新見正則：プライマリケアのための血管疾患のはなし漢方診

療も含めて．メディカルレビュー社，2010
21）新見正則：フローチャート漢方薬治療．新興医学出版社，2011
22）新見正則：じゃぁ，死にますか？　―リラックス外来トーク術―．新興医学出版社，2011
23）新見正則：簡単モダン・カンポウ．新興医学出版社，2011
24）新見正則：じゃぁ，そろそろ運動しませんか？　新興医学出版社，2011
25）新見正則：iPhone アプリ「フローチャート漢方薬治療」
26）新見正則：じゃぁ，そろそろ減量しませんか？　新興医学出版社，2012
27）新見正則：鉄則モダン・カンポウ．新興医学出版社，2012
28）松田邦夫・新見正則：西洋医を志す君たちに贈る漢方講義．新興医学出版社，2012
29）新見正則：症例モダン・カンポウ．新興医学出版社，2012
新見正則：飛訳モダン・カンポウ．新興医学出版社，2013
30）新見正則：患者必読医者の僕がやっとわかったこと．朝日新聞出版，2014
31）新見正則：フローチャート漢方薬治療 2．新興医学出版社，2014
32）新見正則：3 秒でわかる漢方ルール．新興医学出版社，2014
33）新見正則，樫尾明彦：スーパー★ジェネラリストに必要なモダン・カンポウ．新興医学出版社，2014
34）新見正則：実践ちょいたし漢方．日本医事新報 4683(1)，2014
35）新見正則：患者さんのためのフローチャート漢方薬．新興医学出版社，2015
36）新見正則：実践 3 秒ルール 128 漢方処方分析．新興医学出版社，2016
37）新見正則，樫尾明彦：モダン・カンポウ上達チェックリスト．新興医学出版社，2016
38）新見正則：サクサク読める漢方ビギナー処方ドリル．新興医学出版社，2016
39）新見正則：ボケずに元気に 80 歳！―名医が明かすその秘訣．新潮文庫，2017

40）新見正則：論文からひもとく外科漢方．日本医事新報社，2017
41）新見正則：メディカルヨガ―誰でもできる基本のポーズ．新興医学出版社，2017
42）新見正則：フローチャートこども漢方薬―びっくり・おいしい飲ませ方―．新興医学出版社，2017
43）新見正則：フローチャートがん漢方薬―サポート医療・副作用軽減・緩和に―．新興医学出版社，2017
44）新見正則：イグノーベル的バランス思考―極・健康力―．新興医学出版社，2017
45）新見正則：フローチャート高齢者漢方薬―フレイルこそ漢方のターゲット―．新興医学出版社，2017
46）新見正則，千福貞博，坂﨑弘美：漢方♥外来ナンパ術．新興医学出版社，2017
47）新見正則，チータム倫代：フローチャート皮膚科漢方薬―いつもの治療にプラスするだけ―．新興医学出版社，2018
48）新見正則，古郡規雄：フローチャートメンタル漢方薬―臨床精神薬理学の第一人者が教えます！―新興医学出版社，2019
49）新見正則，千福貞博，坂﨑弘美：漢方♥外来―先生，儲かりまっか？．新興医学出版社，2019
50）新見正則，鈴木美香：フローチャート女性漢方薬―とくに女性には効果バツグン！―新興医学出版社，2019
51）新見正則，棚田大輔：フローチャートいたみ漢方薬―ペインと緩和にさらなる一手―．新興医学出版社，2019
52）新見正則，千福貞博，坂﨑弘美：スターのプレゼン 極意を伝授！．新興医学出版社，2020
53）新見正則，中永士師明：フローチャート救急漢方薬―リアル救急でも使える！―．新興医学出版社，2020